PARA ESTAR BIEN

ADIÓS AL AZÚCAR

Pierde peso, siéntete bien
y luce más joven

Brooke Alpert • Patricia Farris

ADIÓS AL AZÚCAR

Pierde peso, siéntete bien y luce más joven

Diseño de portada: Ramón Navarro

Fotografía de las autoras: Nathalie Schueller

ADIÓS AL AZÚCAR
Pierde peso, siéntete bien y luce más joven

Título original: THE SUGAR DETOX. Lose Weight, Feel Great, and Look Years Younger

Traducción: Aridela Trejo

© 2013, Brooke Alpert y Patricia Farris

D. R. © 2015, Editorial Océano de México, S.A. de C.V.
Blvd. Manuel Ávila Camacho 76, piso 10
Col. Lomas de Chapultepec
Miguel Hidalgo, C.P. 11000, México, D.F.
Tel. (55) 9178 5100 • info@oceano.com.mx

Primera edición: 2015

ISBN: 978-607-735-514-4
Depósito legal: B-27722-2014

Hecho en México / Impreso en España
Made in Mexico / Printed in Spain

9003976010215

Para nuestras familias, clientes y pacientes

Índice

PARTE III. EL RÉGIMEN

PARTE IV. UN LUGAR EN LA MESA

Prueba: ¿eres adicto al azúcar?

1. ¿Comer dulces te hace sentir mejor cuando estás de mal humor?
   a. Siempre
   b. A veces
   c. Nunca

2. ¿Comer carbohidratos almidonados te hace sentir mejor cuando estás de mal humor?
   a. Siempre
   b. A veces
   c. Nunca

3. ¿Alguna vez te has sentido culpable por la cantidad de carbohidratos almidonados o dulces que comes?
   a. Siempre
   b. A veces
   c. Nunca

4. ¿Alguna vez has intentado reducir la cantidad de azúcar que consumes?
   a. Siempre
   b. A veces
   c. Nunca

5. ¿Alguna vez has intentado reducir la cantidad de carbohidratos que ingieres sin lograrlo?
   a. Siempre
   b. A veces
   c. Nunca

6. ¿Eres incapaz de celebrar un cumpleaños o cualquier otra fecha importante sin comer algo dulce?

   a. Siempre

   b. A veces

   c. Nunca

7. ¿Escondes o niegas los dulces que comes?

   a. Siempre

   b. A veces

   c. Nunca

8. ¿Piensas en comer azúcar o postres incluso cuando no tienes hambre?

   a. Siempre

   b. A veces

   c. Nunca

9. ¿Te resulta imposible sobrevivir sin azúcar en el café, una bebida azucarada o energizante durante el día?

   a. Siempre

   b. A veces

   c. Nunca

10. ¿Se te agota la energía a las tres de la tarde todos los días y buscas alguna bebida o comida dulce para despertar?

    a. Siempre

    b. A veces

    c. Nunca

Ahora calcula tus respuestas. ¿Cómo respondiste?

MAYORÍA DE A	**Houston, tenemos un problema:** eres un adicto. Directo a rehabilitación con nuestro programa 3 días sin azúcar.
MAYORÍA DE B	**Estás a medio camino,** aunque tienes grandes oportunidades de mejoría. Así que vamos a empezar.
MAYORÍA DE C	**Es raro que se te antoje el azúcar.** Fabuloso, ahora vamos a enfocarnos en hacer que te veas y te sientas lo mejor posible.

Introducción

Antes de empezar, te vamos a pedir algo sencillo: imagina una de esas bolsas de azúcar de 2 kilos como las que encuentras en cualquier supermercado. ¿Ya? Ahora imagina quince de ellas. Ten presente esa imagen, la retomaremos en breve.

Ay, el azúcar, esa sustancia dulce que rociamos (o vertemos) en el café, espolvoreamos en la avena o caramelizamos en nuestra *crème brûlée*. En este libro no sólo hablamos de los edulcorantes que añadimos a nuestra comida para potenciar su sabor. También hablamos de los azúcares ocultos —los que tal vez no conozcas— en los alimentos más populares. De hecho, la ingesta de azúcar es más elevada que nunca y nos está perjudicando, a tal grado que un grupo de científicos de la Universidad de California, campus San Francisco, ha recomendado que se regule el consumo de azúcar en Estados Unidos, del mismo modo que el alcohol y el tabaco. Así es, el azúcar como sustancia controlada.

Para algunos, el control gubernamental sobre el azúcar es exagerado, sin embargo, he aquí el porqué: una dieta alta en azúcares, como la que predomina en Estados Unidos, tiene diversas consecuencias: sobrepeso, enfermedades cardiovasculares e incluso diabetes tipo 2. Los Centros para el Control y Prevención de Enfermedades de Estados Unidos han concluido que para 2050, uno de cada tres estadunidenses tendrá diabetes. La mayoría de estos casos podría prevenirse si controlamos nuestro peso, ejercitamos más y reducimos la ingesta de azúcar.

¿Recuerdas esas quince bolsas de azúcar que imaginaste? Son el consumo anual del estadunidense promedio. Más de 31 kilos. La diabetes no es el único problema ocasionado por nuestra ingesta excesiva de azúcar. Además, ésta incrementa el riesgo de sufrir arteriosclerosis, enfermedades cardiovasculares, Alzheimer e incluso cataratas. Si bien más adelante entraremos en detalle, en resumidas cuentas, esto se debe a que los azúcares que no se absorben y se quedan en el flujo sanguíneo tienen que ir a algún lado, así que se aferran a las moléculas de proteína que encuentran en el organismo. Estos complejos de proteína y glucosa, denominados productos de la glicación avanzada, o PGA, se encuentran en todos los sistemas de un ser vivo. Los PGA causan inflamación a nivel masivo en el organismo, lo cual daña los tejidos; en otras palabras, provocan envejecimiento prematuro. Así que sobra decir que estas infames proteínas azucaradas no nos convienen.

Por desgracia, los PGA tienen un nombre muy adecuado: las moléculas de colágeno y elastina que le ayudan a la cara a desafiar la gravedad son las más susceptibles a los ataques del azúcar. Cuando estas moléculas se convierten en PGA, sus fibras suaves y flexibles se tornan rígidas y ya no pueden estirarse para mantener todo en su lugar. Como consecuencia, la piel se torna flácida y arrugada.

En resumen, el azúcar compromete nuestra salud, pues nos vuelve gordos, flojos y feos. A lo mejor estás leyendo este libro porque estás harto de sentirte siempre cansado, o tal vez te han diagnosticado una enfermedad crónica que te ha obligado a cambiar tus hábitos alimenticios y a bajar de peso. Sin importar la razón, nuestro programa Adiós al azúcar te ayudará a sentirte más sano, estar más delgado y lucir más joven. El programa está diseñado para evitar que se te antoje comer azúcar, así como para identificar y eliminar los alimentos que ocasionan sobrepeso, fatiga y envejecimiento prematuro. El propósito es remplazarlos con alimentos que te brinden energía, contribuyan a que adelgaces y rejuvenezcas. ¿No es ideal?

Tu dúo dinámico para la desintoxicación

Adiós al azúcar es un programa único porque conjunta la experiencia de una nutrióloga y una dermatóloga. Todos los días atendemos a mujeres con problemas de peso, envejecimiento prematuro y falta de energía. Creamos este plan para contribuir a que nuestros pacientes cumplan sus metas. Se trata de un enfoque multidisciplinario único que te permitirá verte y sentirte bien, por dentro y por fuera.

Brooke R. Alpert es estudiante de medicina y nutrióloga certificada. Fundó B Nutritious, una clínica de asesoría nutricional en Nueva York. Brooke y su equipo en B Nutritious han trabajado con cientos de mujeres, hombres y adolescentes para modificar sus dietas y con ello bajar de peso, incrementar su rendimiento energético y mejorar su estado de salud y bienestar. En sus consultas, Brooke no tardó en descubrir que el azúcar era un elemento fundamental en la salud de sus pacientes. Al disminuir la cantidad de azúcar y eliminar los azúcares artificiales de sus dietas, consiguieron adelgazar, sentirse más activos y notar cambios en su piel más rápido. Hoy en día, todos sus pacientes siguen una dieta baja en azúcar y con ello cumplen con éxito sus objetivos nutricionales y de pérdida de peso.

La doctora Patricia Farris es una dermatóloga certificada, profesora adjunta de práctica clínica en la Universidad de Tulane, en Nueva Orleans, experta en el tratamiento del envejecimiento de la piel, y cuenta con reconocimiento a nivel internacional. La doctora Farris se interesó en la relación entre la nutrición y el envejecimiento cuando se percató de que algunos de sus pacientes que recurrían a las cirugías estéticas, envejecían a un ritmo acelerado. Se dio cuenta de que muchos no presentaban señales ni síntomas de lesiones ocasionadas por el sol, no obstante, sus pieles mostraban arrugas excesivas y habían perdido una cantidad considerable de elasticidad. ¿Las causas? Mala nutrición y consumo exacerbado de azúcar. Debido a la frustración que le provocaban aquellas personas dispuestas a pagar cifras estratosféricas por remedios inmediatos (como tratamientos láser y peelings) y que, en cambio, se negaban a modificar sus dietas y estilos de vida para verse y sentirse más jóvenes, se asoció con Brooke para crear una dieta sencilla por medio de la cual sus pacientes consiguieran cumplir sus propósitos. Hoy en día, la doctora Farris recomienda el programa Adiós al azúcar como parte de un tratamiento completo a los pacientes que padecen envejecimiento prematuro, acné y otras enfermedades de la piel. Adiós al azúcar es un método infalible que combina nuestra experiencia y mediante el cual es posible verte y sentirte mejor que nunca. En este libro, compartimos historias de nuestras consultas y pacientes; personas como tú a quienes apoyamos a liberarse del azúcar en beneficio de su salud y felicidad y que ahora se ven radiantes.

La clave para una vida saludable por dentro y por fuera

Desarrollamos un programa de 3 días sin azúcar para librarte de inmediato de tu adicción a ella. Es una sustancia adictiva porque tu organismo reacciona ante su presencia como si fuera una droga y la desea con frecuencia. Lo que te pedimos que hagas es que lo dejes de golpe. No te vamos a mentir: esos tres días serán duros, ahora bien, con cada bocado y trago comenzarás a sentirte mejor y a dirigirte hacia una vida más sana y hermosa. El programa 3 días sin azúcar empieza después de esta introducción, así que prepárate para llevar a cabo una vida saludable. Queremos que notes los resultados que esperas lo más pronto posible, por lo que, si bien el libro tiene como fin seguir un programa comprometido (te brindará los datos científicos y racionales acerca de por qué el azúcar es tan mala, así como las consecuencias que tiene en nuestro cuerpo), preferimos que empieces el programa 3 días sin azúcar de inmediato, al mismo tiempo que continúas con la lectura.

Queremos que te sientas positivo sobre esta dieta, y no privado de nada. Después del programa 3 días sin azúcar, encontrarás capítulos que detallan qué alimentos puedes comer de forma regular, por qué son buenos y las razones por las que tus alimentos favoritos (chocolate, queso, vino y más) son benéficos. Después continuamos con los alimentos que hay que evitar, cómo comer durante el día, cómo cuidar tu piel y cómo reafirmar los músculos con una rutina de ejercicios creada en conjunto con esta dieta. A final del libro, compilamos varias recetas que creamos con nuestro fabuloso chef, Jason Brown, todas ellas deliciosas, sustanciosas y aptas para el programa Adiós al azúcar.

La dieta está repartida en cuatro semanas, cada una es diferente. El principio es lo más difícil, sin embargo, no todas son malas noticias: cada semana agregamos más opciones para que elijas. Queremos que estés preparado antes de iniciar para que no te cueste trabajo seguir el programa. Así pues, incluimos comidas completas, listas de productos permitidos para tres días y semanales, además de sugerencias para cuando comas fuera de casa. Revisa la lista de productos cada semana para que nunca te falte nada y tengas menos de qué preocuparte al comenzar tu semana. Al terminar las cuatro semanas, habrás completado una transformación física increíble y estarás listo para conquistar el mundo.

A lo largo del libro, leerás testimonios de nuestros pacientes y clientes, mujeres y hombres como tú que han renunciado al azúcar y hoy en día tienen un estilo de vida saludable y han rejuvenecido de forma evidente. También encontrarás algunas recetas médicas y medicamentos en los que te podrás apoyar durante el proceso.

Ése es el plan, esperamos que te entusiasmen los cambios inmediatos y a largo plazo que estás a punto de experimentar con el programa 3 días sin azúcar. Dentro de poco, te sentirás y lucirás mejor que nunca. Estás haciendo un compromiso saludable en beneficio tuyo y de tu cuerpo. ¡Estamos contigo!

Lo que debes saber antes de empezar con el programa Adiós al azúcar

- Si eres diabético o tienes algún problema de glucosa en la sangre, como la resistencia insulínica, es esencial que consultes a tu médico antes de iniciar cualquier dieta, incluida ésta.
- Si estás tomando insulina u otro medicamento para controlar la glucosa en la sangre y quieres llevar a cabo una dieta como la nuestra, consulta a tu médico antes de hacerlo, pues es probable que requieras menos dosis de tu medicamento.
- La dieta Adiós al azúcar puede no ser apropiada para aquellos sometidos a rutinas de ejercicios potentes, como carreras de larga distancia, ciclismo u otras rutinas cardiovasculares intensas.
- Es probable que durante el programa 3 días sin azúcar experimentes fatiga, somnolencia, dolores de cabeza y ansiedad, ya que te estarás desintoxicando. Lo normal será que estos síntomas desaparezcan a medida que avance el programa, de lo contrario, interrúmpelo y consulta a tu médico.

PRIMERA PARTE

EL TRATAMIENTO CERO AZÚCAR

1 Receta 1:
Programa 3 días sin azúcar

¿Tres días sin azúcar? Seguro estás pensando que será complicadísimo. No te vamos a mentir: lo es. Sin embargo, sólo son tres días. ¿Qué son tres días en comparación con el resto de tu vida? Considera que serán fundamentales para mantenerte saludable y resplandeciente siempre.

Nuestro programa es sencillo: olvídate de los lácteos, frutas (salvo limones y limas), trigo o almidones y de los azúcares añadidos. Como comprobarás, es una fórmula básica. Durante tres días, la lista de alimentos permitidos no cambia para que la desintoxicación sea clara y simple. Queremos darte libertad, así que si prefieres desayunar huevos *poché* (o escalfados), no hay problema. Si te gustan revueltos con verduras, adelante. Lo único que te pedimos es que respetes esta lista; dentro de esos parámetros, la creatividad es bienvenida.

Los lineamientos para estos tres días (sí, sólo tres):

Alimentos permitidos durante el programa 3 días sin azúcar

- 1 taza de café negro sin azúcar al día.
- Té verde o infusiones herbales, o ambos, en cantidades ilimitadas.
- Por lo menos dos litros de agua al día (o agua mineral, o gasificada, sin sodio).

- Proteína: carne roja, cerdo, pollo o pavo magros, pescado, mariscos, huevos, tofu o legumbres (consulta las opciones vegetarianas y veganas en el recuadro de la siguiente página; y la lista de proteínas permitidas en la página 27).
- Verduras: las permitidas (página 28) en cantidades ilimitadas.
- Frutas: limón o lima en las bebidas y para cocinar.
- Nueces: una porción de 30 g de nueces (página 28) dos veces al día como refrigerio.
- Condimentos y aceite: vinagre de vino tinto, balsámico o de manzana; para cocinar: aceite de oliva, de coco o mantequilla.
- Hierbas y especias: todas.

No rotundo

- Edulcorantes artificiales de cualquier tipo, incluidas las bebidas dietéticas.
- Alcohol.
- Lácteos (excepto mantequilla para cocinar).
- Trigo y otros almidones: pasta, cereales, pan, arroz, quinoa.
- Todo tipo de azúcar añadida.
- Fruta (salvo limón y lima para las bebidas y para cocinar).

Técnicas de cocción

- Saltear
- Cocer al vapor
- Sofreír
- Escalfar
- Hervir

Recuerda utilizar sólo los aceites incluidos en la lista.

Vegetarianos y veganos

Pueden seguir el programa Adiós al azúcar. Sustituyan el huevo o cualquier carne con tofu. Reemplacen las proteínas con legumbres como frijoles, sólo hay que monitorear las porciones. Cambien los lácteos por leche de almendras (sin azúcar), coco o soya (o yogur de soya). Lean los ingredientes para asegurarse de que no contengan azúcares como jarabe de azúcar de caña evaporado.

Menús diarios

Empezarás tu día con un desayuno saludable, disfrutarás una comida satisfactoria y una cena deliciosa. Además, tienes nuestro consentimiento para comer refrigerios entre comidas. Dirígete al capítulo 13 o índice de recetas (página 299) para buscar las recetas de los productos marcados con un asterisco.

Comidas básicas

> **Desayuno:** tres huevos al gusto (si quieres sazónalos con hierbas y compleméntalos con verduras permitidas), cocinados con los aceites autorizados.
> **Refrigerio:** 30 g de nueces
> **Comida:** hasta 170 g de pollo, pavo, pescado, mariscos o tofu, además de una ensalada pequeña con cualquiera de estas verduras: arúgula, espárragos, aguacate, col china, brócoli, coles de Bruselas, col (roja o verde), coliflor, apio, pepinos, *kale*, lechuga (romana, de hoja roja o verde), champiñones, pimiento morrón, chiles, espinacas o calabacitas.

25

Refrigerio: pimientos en rebanadas con *hummus*.

Cena: pollo, pavo, pescado, mariscos o tofu (hasta 240 g) y una porción grande de verduras permitidas al vapor.

Día 1

Desayuno: tres huevos revueltos con una pizca de romero seco, té verde sin azúcar y con limón, un vaso grande de agua con lima.

Refrigerio: Nueces dulces*, té de canela sin azúcar.

Comida: 170 g de Pechugas de pollo escalfadas* servidas en una cama de verduras miniatura de hoja verde y ½ aguacate rebanado sazonado con hierbas, aceite de oliva y vinagre de vino tinto.

Refrigerio: rebanadas de pimiento morrón rojo y verde, 2 cucharadas de *Hummus* de espinaca*, un vaso grande de agua con lima.

Cena: ½ taza de edamames, salmón con brócoli y champiñones sofritos.

Día 2

Desayuno: tres huevos revueltos con espinaca salteada.

Refrigerio: 15 g de almendras tostadas, té verde frío sin azúcar y con limón.

Comida: ensalada *niçoise* de atún: atún en lata o un medallón de atún fresco salteado y servido en una cama de verduras mixtas de hoja verde, un huevo duro en rebanadas, ejotes al vapor y Vinagreta Adiós al azúcar*.

Refrigerio: pimientos en rebanadas con *hummus*.

Cena: lomo de cerdo con romero, coles de Bruselas y champiñones salteados con sal, pimienta y ajo fresco; ensalada de lechuga romana con aguacate y aderezo de limón y aceite de oliva extra virgen.

Día 3

Desayuno: omelet de tres huevos con camarones, espinacas salteadas y estragón.

Refrigerio: 30 g de nueces de la India.

Comida: hamburguesa de pavo a la plancha con jitomate *heirloom* en rebanadas, lechuga y champiñones salteados, frituras de *kale*.

Refrigerio: pimientos en rebanadas con *hummus*.

Cena: tilapia al horno servido en una cama de col china y jitomates *cherry*, verduras mixtas de hoja verde con Vinagreta Adiós al azúcar*.

La lista del súper para el programa 3 días sin azúcar

Ésta es tu lista de súper para los tres primeros días del programa Adiós al azúcar, además es la base de los alimentos permitidos para las próximas cuatro semanas (en el capítulo 8 lo repasaremos a detalle). En algunos casos, las porciones por cada comida se ponen entre paréntesis para ayudarte a planear tus compras.

Proteínas

Carne roja magra (170 g)

Cerdo (170 g)

Huevos (3)

Legumbres (lentejas, frijoles, edamames) (½ taza)

Mariscos (170 g)

Pavo (170 g)

Pescado (170 g)

Pollo (170 g)

Tofu (170 g)

Verduras

Ilimitadas, excepto el aguacate

Aguacate (también cuenta como grasa; ½ al día como máximo)

Apio

Arúgula

Brócoli

Calabacitas

Champiñones

Chile

Col china

Coles de Bruselas

Col (roja o verde)

Coliflor

Espárragos

Espinaca

Kale

Lechuga (romana, de hoja roja o verde)

Pepino

Pimiento morrón

Fruta

Limón o lima

Nueces y semillas

Las nueces pueden ser tostadas o crudas, de preferencia sin sal. Una porción de 30 gramos. (Consulta la información sobre la linaza, la chía y el cáñamo en el recuadro en la página 98.)

Almendras

Cacahuates

Chía

Linaza

Nueces de Castilla

Nueces de la India

Nueces de macadamia

Nueces pecanas

Pistaches

Semillas de cáñamo

Aceites y grasas

Aceite de coco (1 cucharada)   Aceitunas (10)
Aceite de oliva (1 cucharada)   Mantequilla (1 cucharada)

Condimentos

Vinagre balsámico   Vinagre de vino tinto
Vinagre de manzana

Hierbas y especias

Todas son fabulosas, sobre todo las que enlistamos. Te darás cuenta de que la sal no forma parte de esta lista. Preferimos que pruebes otros sabores. La sal puede consumirse con moderación durante el programa 3 días sin azúcar.

Canela   Mejorana
Clavo   Pimienta dulce
Cúrcuma   Romero
Estragón   Salvia
Jengibre

Bebidas

Disfruta de estas opciones en cantidades ilimitadas.

Agua   Té verde (sin azúcar)
Agua mineral o gasificada sin   Té negro (sin azúcar)
sodio   Infusiones herbales (sin
Café (negro sin azúcar)   azúcar)

Es probable que después de revisar los menús y la lista del súper del programa 3 días sin azúcar, te haya dado la impresión de que la dieta Adiós al azúcar es otra de tantas dietas baja en carbohidratos. Si bien es cierto que el programa 3 días sin azúcar excluye los panes, arroces y pastas, esto se debe a que los carbohidratos ricos en almidones son un factor fundamental en la adicción al azúcar (más sobre el tema más adelante). Los sustituimos por carbohidratos saludables ricos en fibra, provenientes de las verduras, porque pueden disminuir el nivel de glucosa en sangre. Asimismo, te darás cuenta de que no se trata de la típica dieta baja en carbohidratos que te permite comer proteína grasa, como tocino y filetes. En cambio, te proponemos proteínas magras y bajas en grasa, así como muchas verduras que te harán sentir satisfecho sin inflamarte ni obstruirte las arterias.

Palabras dulces
Brooke dice:

"Si te parece imposible tomar el café
sin leche ni azúcar, ¡pruébalo helado!"

---

2 Receta 2:
Programa 3 días para purificar la piel

Los primeros tres días del programa Adiós al azúcar son los más difíciles porque comienzas a alterar tu adicción al azúcar. Sabemos que el programa 3 días sin azúcar es cansado, así que vamos a consentirte los días posteriores con un régimen que incluye tratamientos relajantes, como de spa, que puedes hacer desde la comodidad de tu casa. Seleccionamos estos tratamientos porque poseen ingredientes naturales y tienen propiedades terapéuticas que estimulan la salud y belleza de la piel.

Primer día: equilibra la piel con una mascarilla de barro marino

Como te irás dando cuenta, nos entusiasman las cualidades naturales del mar. El barro marino se compone de 19 minerales distintos, incluidos el magnesio, el zinc y el azufre, verdaderos salvavidas para la piel. La capa superior del barro marino se conforma de materia orgánica llamada humus, la cual tiene propiedades curativas. Además de restaurar el pH de la piel, la mantiene hidratada, mejora la circulación y tiene propiedades antienvejecimiento. El barro marino limpia la piel, elimina la grasa y las células muertas de la superficie. También contiene ingredientes antibacteriales, por tanto, combate el acné. Con todas estas características, ¿cómo no te recomendaríamos una mascarilla de barro marino como parte del programa de 3 días para purificar la piel?

Puedes comprar barro marino natural. Asegúrate de que sea facial, ya que muchos productos son para uso corporal. Lávate la cara con un limpiador suave y después aplica una capa fina de mascarilla en toda la cara, menos en las zonas sensibles (debajo de los ojos y en los párpados). El color del barro se aclarará al secarse. Cuando se seca, extrae las células muertas y la grasa, y repara y revitaliza la piel. Para quitarte la mascarilla, enjuágate la cara con agua tibia. Al hacerlo, sentirás la piel seca, de ser necesario, ponte crema humectante. Antes de aplicarla por primera vez en la cara, es mejor probar con una pequeña cantidad de barro en el cuello.

Si bien los puristas prefieren el barro auténtico, es conveniente probar una mascarilla preparada porque es más fácil aplicarla y menos seca. Además, los productos comerciales están enriquecidos con ingredientes saludables como antioxidantes, aloe vera, jojoba y aceites esenciales. Cada mascarilla indica para qué tipo de piel está diseñada y cuánto tiempo debe aplicarse. No olvides que los productos de barro marino no son sólo para la cara. Las mascarillas para todo el cuerpo son recomendables para exfoliar, tonificar y mitigar la celulitis. ¿Así que por qué no ensuciarte un poco?

Segundo día: baño de belleza milenario

No hay nada más relajante que un largo baño en agua caliente. Por eso te sugerimos que en el segundo día te agasajes con uno de los remedios terapéuticos más antiguos del mundo: un baño en sales marinas. Tú eliges: sales del Mar Negro, sal de mar francesa, italiana, hawaiana o sal del Mar Muerto, por nombrar algunas. No se trata de añadir sal de mar gourmet en la tina. Las sales procesadas para el baño tienen una preparación especial y se venden en tamaños, formas y colores diferentes. Estas sales estimulan la circulación, alivian los dolores musculares y relajan el cuerpo. Entre nuestras favoritas están las sales del Mar Muerto por su composición única y propiedades medicinales. Su poder curativo se debe a su alta concentración de magnesio y otros minerales como sodio, potasio y calcio. Las sales de magnesio mejoran la hidratación y reducen la inflamación e irritación de la piel.

Existen estudios que confirman los efectos positivos de las sales del Mar Muerto para la piel, por lo que es una de las sales predilectas en los salones de belleza y spas que ofrecen tratamientos para rejuvenecer la piel. Durante años, los dermatólogos las han recetado a sus pacientes con enfermedades de la piel como psoriasis y eczema. La propia Cleopatra identificó las propiedades rejuvenecedoras del Mar Muerto y viajaba con frecuencia a la región para aprovecharlas. Así que consiéntete como si fueras de la realeza con un baño en sales del Mar Muerto.

Para potenciar la experiencia, agrega unas gotas de tu aceite esencial predilecto. Mientras se llena la tina, te recomendamos que te pases un cepillo por la piel seca de todo el cuerpo. Esto mejora la circulación, elimina los fluidos y la inflamación de los tejidos, pues contribuye al drenaje linfático. De inmediato sentirás la piel más suave. Es una técnica inmejorable para desinflamar la piel. Además, potencia las propiedades terapéuticas del baño con sales marinas.

Con un cepillo de cerdas naturales o un guante recorre tu piel con movimientos cortos, rápidos y ascendentes. Comienza con las plantas de los pies, sigue con las piernas y sube hacia el corazón. Cuando termines con las piernas, cepilla el cuerpo entero y repite el proceso. Comienza con las puntas de los dedos y sube hacia los brazos. Al terminar, agrega media taza de sales de mar a la tina. Apaga el celular, pon música relajante y disfruta uno de los rituales terapéuticos más antiguos del mundo.

Tercer día: contraataca con una sobrecarga de antioxidantes

Llegaste a la recta final, estás en el tercer día del programa 3 días sin azúcar. El tratamiento de hoy neutralizará los radicales libres, protegerá tu piel y se enfocará en zonas problemáticas, como las bolsas debajo de los ojos. Para la cara te recomendamos una mascarilla antioxidante y humectante. Tienes una variedad de opciones. Nuestras favoritas están hechas a base de moras azules, té verde, té negro, extracto de romero o de algas y resveratrol. Hay productos que cuentan con más de un ingrediente antioxidante, así que mientras más, mejor. Elige una mascarilla con base cremosa que hidrate tu piel mientras ataque los radicales libres.

Si te gusta hacer las cosas desde cero, intenta esto: licúa ½ taza de yogur entero o griego, una cucharada de copos de avena tradicionales (muélelos antes en un molino para café o especias, no utilices avena instantánea), una cucharada de miel y un puño de moras azules aplastadas. El yogur contiene ácido láctico, el cual exfolia; la avena es un antiinflamatorio natural; la miel tiene propiedades curativas y actúa como humectante natural, y las moras tienen antioxidantes poderosos. Aplica una capa fina de la mezcla en la cara y déjala actuar durante diez minutos, después enjuágate con agua tibia.

Para zonas problemáticas como el área debajo de los ojos, te sugerimos emplear un remedio casero sencillo: compresas de té verde para reducir la inflamación. A lo largo del libro hablamos maravillas de los efectos del té verde. ¿Quién diría que por medio de una infusión casera de té verde se puede paliar uno de los problemas cutáneos más incómodos que enfrentamos? Basta con preparar un litro de té con dos bolsitas. Déjalo enfriar y refrigéralo. Remoja algodones en el té, recuéstate y colócalos a manera de compresas alrededor de los ojos. Retíralos luego de cinco o diez minutos. Este tratamiento dejará tu piel radiante a un precio increíble.

Productos recomendados durante el programa de 3 días para purificar la piel

Barro marino/mascarillas de barro marino

- Fango de Borghese —barro activo para cara y cuerpo. Este barro proviene de las montañas volcánicas de la Toscana, funciona tanto en la cara como en el cuerpo.
- Mascarilla purificadora de barro, de Adovia. Esta mascarilla contiene minerales del Mar Muerto, así como aloe vera y vitamina C, componentes relajantes. Adovia también tiene barro del Mar Muerto cien por ciento puro.

- Mascarilla exfoliante de barro marino, de Erno Laszlo. Esta mascarilla absorbe la grasa y exfolia las células muertas. Para piel normal a grasa.
- Mascarilla de barro, de Honeymark. Se trata de una combinación única de barro del Mar Muerto y miel Manuka de Nueva Zelanda, revitaliza la piel y restaura la humedad.
- Mascarilla de barro blanco, de Kiehl's. Barro blanco de la cuenca del río Amazonas combinado con aloe vera y avena.
- Mascarilla clarificante de barro, de SkinCeuticals. Gracias a una combinación de barro, aloe vera, manzanilla, floretina y una mezcla de ácidos alfa hidróxidos, esta mascarilla funciona para todo tipo de pieles.

Sales marinas

- San Francisco Bath Salt Company. Tienen una variedad de sales para el baño: del Pacífico, europeas, del Mar Muerto, entre otras.
- SaltWorks. Si buscas sales marinas inusuales, como del Himalaya o hawaiana, es el sitio ideal. También tienen sales del Atlántico, europeas y del Mar Muerto.

Mascarillas antioxidantes

- Mascarilla antioxidante e hidratante Moisture Defense, de MD Formulations. Tratamiento de hidratación intensiva, esta mascarilla aporta una buena dosis de antioxidantes naturales, como vitamina E, extracto de té verde, extracto de manzanilla y extracto de regaliz.
- Mascarilla revitalizante con granada Express Beauty, de Apivita. Esta mascarilla está hecha a base de granada y té verde, ambos antioxidantes, además de miel, aceite de oliva y vitaminas.

- Mascarilla de 10 minutos para satisfacer la sed de la piel Drink Up, de Origins. Con extracto de alga y aceite de chabacano.
- Mascarilla hidratante Moisture Surge, de Clinique. Extracto de alga y manteca de semilla de mango: un dúo dinámico.
- Mascarilla regenerativa Age Intervention, de Jan Marini. Hecha a base de resveratrol, péptidos, ácido glicólico y antioxidantes (té verde, té blanco y extracto de granada).
- Mascarilla de hidratación intensiva Oriental Plants, de Koh Gen Do. Combina extracto de algas rojas, verdes y cafés, vitamina E y aceite de jojoba. Esta mascarilla se aplica antes de acostarse, actúa mientras duermes.
- Mascarilla y crema hidratante, de Caudalie. Esta mascarilla cremosa está hecha a base de antioxidantes derivados de las uvas.
- Tratamiento de hidratación Intensifying Moisture Pack+, de Boscia. Combina lo mejor de dos mundos: extractos de plantas y algas y beta caroteno.

SEGUNDA PARTE

TODO LO QUE DEBES SABER
SOBRE EL PROGRAMA
ADIÓS AL AZÚCAR

3 Un dulce dilema

Ya hablamos sobre la ciencia detrás del azúcar y por qué es tan dañina. Sin embargo, ¿sabías que una buena cantidad de alimentos procesados contiene azúcar? Responde las siguientes preguntas para medir tus conocimientos y descubrir los aspectos engañosos de esta sustancia.

¿Qué tanto sabes del azúcar?

1. ¿Qué tiene más azúcar?
   a. Té de limón Snapple (botella de medio litro)
   b. Coca-Cola (lata de 350 ml)
   c. Latte de vainilla de Starbucks (alto, 350 ml)
2. ¿Cuáles son las causas del acné?
   a. Genética
   b. Cambios hormonales
   c. Estrés
   d. Dieta deficiente
   e. Todas las anteriores
3. ¿Qué potencia más las arrugas?
   a. Quemaduras causadas por el sol
   b. Fumar
   c. Hidratación deficiente
   d. Dieta alta en azúcares
   e. Todas las anteriores

4. El estadunidense promedio consume _____ de azúcar añadida todos los días.
   a. 31 cucharaditas
   b. 18 cucharaditas
   c. 10 cucharaditas
   d. 25 cucharaditas

5. ¿Cierto o falso? Desde su nacimiento, los seres humanos prefieren los sabores dulces.

6. ¿Cierto o falso? El exceso de azúcar produce estragos en el hígado.

7. ¿Cierto o falso? Los edulcorantes ayudan a controlar el peso.

8. ¿Cuál de estos alimentos tiene más azúcar por porción de ½ taza?
   a. Salsa de jitomate
   b. Salsa
   c. Sopa de jitomate

9. ¿Cuál es la diferencia calórica entre una barra pequeña de Snickers y una normal?
   a. 13
   b. 24
   c. 49
   d. 78

10. Los alimentos procesados dietéticos tienen:
    a. Menos azúcar que su versión regular
    b. Más azúcar que su versión regular
    c. La misma cantidad de azúcar que su versión regular

11. La diferencia en la cantidad de azúcar en un vaso de 350 ml de jugo de naranja y una naranja es de:
    a. 8 g
    b. 13 g
    c. 16 g

12. ¿Cierto o falso? Comer demasiada azúcar favorece la aparición de arrugas.

13. ¿Cierto o falso? Los azúcares naturales, como la miel, tienen un efecto menor en el organismo que el azúcar refinada.

14. ¿Cierto o falso? Los azúcares naturales, como la miel, tienen menos calorías que el azúcar refinada.

15. ¿Cierto o falso? Las personas con la glucosa alta aparentan mayor edad.

Respuestas: 1. B; 2. E; 3. E; 4. A; 5. cierto; 6. cierto; 7. falso; 8. A; 9. D; 10. B; 11. C; 12. cierto; 13. falso; 14. falso; 15. cierto.

¿Cuántos aciertos tuviste?

1-5	¡Oh no! Parece que el tema no es tu fuerte. No te preocupes, este libro va a ayudarte.
6-10	**No estás tan perdido.** El azúcar te tiene un poco confundido, pero tus conocimientos son básicos.
11-TODOS	**¡Buen trabajo, eres un genio!** Tienes los conocimientos, ¿los pones en práctica?

¿Cómo te fue? Estas verdades son sólo la punta del iceberg sobre por qué el azúcar que le agregas a los alimentos y el que les han añadido previamente, son tan nocivos para la salud. Analicemos más información sobre cuán ruin es esta sustancia.

El azúcar encubierto

La obesidad, las enfermedades cardiovasculares y la diabetes están en aumento. Según un estudio publicado por el *Journal of the American Medical Association*, en 2010, más de treinta y cinco por ciento de la población adulta en Estados Unidos padecía obesidad mórbida. En relación con el índice de obesidad de la década de los sesenta, se trata de un aumento de cincuenta por ciento. Diversos estudios han identificado una relación entre el incremento de la obesidad y el consumo de azúcar. Por otro lado, los Centros para el Control y Prevención de Enfermedades de Estados Unidos (CDC, por sus siglas en inglés) afirman que en 2010, a 1.9 millones de personas, a partir de los veinte años de edad, se les diagnosticó diabetes y otros 27.1 millones tienen enfermedades cardiovasculares.

¿Qué ha cambiado en cincuenta años, además de nuestra talla de cintura y facturas del seguro médico? Según el Departamento de Agricultura de Estados Unidos (USDA, por sus siglas en inglés), los estadunidenses comen treinta y nueve por ciento más azúcar de la que comían hace cincuenta años. El individuo promedio come treinta y dos cucharaditas de azúcares añadidos al día, lo cual excede, por mucho, la ingesta diaria recomendada de no más de diez cucharaditas (la porción en un refresco enlatado de 350 ml).

Por otro lado, la USDA asegura que la ingesta calórica diaria ha aumentado casi veinticinco por ciento. Buena parte de ese incremento proviene de dietas ricas en granos refinados, además de azúcares añadidos. De hecho, los estadunidenses comen un promedio de once porciones de granos al día, la mayoría de los cuales son refinados, con poca fibra o nula. ¿Cuál es el problema? En términos sencillos, los granos refinados —arroz blanco, harina blanca, muchos cereales, galletas, panes y postres— son azúcares encubiertos. Durante su procesamiento, se eliminan los nutrientes y las fibras. Esta supresión de fibra —el acto de refinar— provoca que estos granos sean nocivos. La fibra es saludable: desacelera la digestión para que la absorción del azúcar que se encuentra en los granos se lleve a cabo a un ritmo lento, de igual forma, le añade volumen a tu comida para que te sientas satisfecho pronto, de modo que es más probable que comas menos y, por lo tanto, te mantengas en tu peso.

Existen dos tipos de fibra, la soluble y la insoluble. La fibra soluble atrae el agua y forma un gel dentro del sistema digestivo, el cual retrasa la limpieza del estómago. Por lo tanto, la sensación de saciedad es más duradera. Este gel edifica una barrera que impide la absorción del colesterol. La digestión retardada mantiene los niveles de glucosa estables y puede paliar la sensibilidad insulínica. Además, la fibra soluble contribuye a disminuir las lipoproteínas de baja densidad (LDL, por sus siglas en inglés) o colesterol nocivo: una ventaja para un corazón saludable. Por otro lado, la fibra insoluble permite el paso de alimentos por el sistema digestivo para que éste funcione de manera eficiente. Ambos tipos de fibra son necesarios para una vida saludable y son importantes en la dieta Adiós al azúcar. Es probable que el consumo excesivo de granos refinados —los cuales carecen de esta fibra elemental— sea la razón por la que los estadunidenses padecen sobrepeso y enfermedades crónicas.

El azúcar: ¿el cuarto grupo alimenticio?

Analicemos la cuestión. Existen tres grupos alimenticios principales: proteínas, grasas y carbohidratos. Sabemos que cada uno tiene una función única en el organismo y que todos son imprescindibles para estar sanos.

Las **proteínas** se encuentran en todos los productos de origen animal, como la carne, los huevos, las aves y los lácteos, así como en las nueces y las legumbres. Las proteínas están compuestas de moléculas diminutas llamadas aminoácidos, que sirven para formar los cimientos de los huesos, los músculos, el pelo, la piel y las uñas. Los aminoácidos se pueden convertir en enzimas, hormonas y anticuerpos, fundamentales para un organismo saludable. Las proteínas son esenciales en la dieta, ya que le suministran al cuerpo aminoácidos esenciales que no puede sintetizar por su cuenta.

Al igual que las proteínas, las **grasas** son vitales. Éstas se encuentran en aceites, nueces, semillas y algunos pescados. Las grasas sirven como lubricantes, protegen a los órganos vitales y al organismo del frío. Producen hormonas esteroides y transportan vitaminas liposolubles, aquellas que se disuelven en grasas y aceites. Los ácidos grasos omega-3 son esenciales en la dieta diaria ya que son responsables de controlar la inflamación en el organismo y mantener el corazón sano, pues reducen los triglicéridos y controlan la resistencia insulínica. Estudios recientes han demostrado que los ácidos grasos contribuyen a paliar otras enfermedades como la depresión, el trastorno por déficit de atención con hiperactividad, el Alzheimer, entre otras. Queda claro que hay grasas buenas y malas. Te garantizamos que la dieta Adiós al azúcar sólo incluye una dosis saludable de grasas buenas. (En el capítulo 5 encontrarás más beneficios de éstas.)

Los **carbohidratos** son la principal fuente de energía del organismo. Su función principal es suministrarle combustible al cerebro, al sistema nervioso central y a los músculos. Sin ellos, tu cuerpo sería como un auto sin gasolina. El cerebro se torna nebuloso y te sientes cansado, careces de la energía requerida para llevar a cabo tareas simples. Por eso los maratonistas, los atletas que practican deportes de resistencia o los triatletas, comen tazones gigantes de pasta y arroz la víspera de la carrera. Le llaman "carga de carbohidratos", y con ella le proporcionan a su cuerpo el combustible que necesitan para aguantar la carrera. Como con las grasas, hay carbohidratos buenos y malos. Para separarlos, nos basamos en qué tipo de azúcar contienen, cómo los absorbe el organismo y cuál es su reacción tras ingerirlos.

Historias de éxito
Nancy

Nancy había batallado con su peso desde la universidad. A sus 44 años de edad, tenía 16 kilos de más y no estaba contenta. Intentó todas las dietas: desde Weight Watchers hasta la de Atkins, pasando por las de desintoxicación. Sin embargo, recuperaba los kilos con la misma velocidad que los bajaba, además de un par más. Cuando Brooke estudió sus hábitos alimenticios, descubrió que los edulcorantes artificiales en grandes cantidades eran parte de su dieta diaria. Bebía por lo menos tres refrescos de dieta al día y comía yogures y postres con edulcorantes. Cuando Brooke le preguntó por qué los comía, Nancy le respondió que porque eran "bajos en calorías". Cuando le preguntó si le gustaban los dulces, contestó: "No como muchos postres". Pese a que no comía postres con frecuencia, sí consumía demasiados edulcorantes nocivos. Brooke trabajó con ella para que renunciara a los refrescos de dieta y a los postres endulzados de manera artificial. Poco a poco comenzó a bajar de peso. Semanas después, había bajado cuatro kilos, por lo que se motivó para seguir adelante. No podía creer cuánto había cambiado su paladar: "¡Quién diría que las cebollas y las almendras son tan dulces!".

Los carbohidratos "delgados"

Los carbohidratos se clasifican en dos grupos según su estructura química: complejos y simples. Los primeros están compuestos de largas cadenas de azúcares, mientras que los últimos, de cadenas más cortas.

Los carbohidratos simples sólo tienen uno o dos azúcares y el intestino delgado los digiere mejor; una vez que entran al flujo sanguíneo, la glucosa se dispara. Se encuentran en la fruta (fructosa), la leche (galactosa), azúcar de mesa (sacarosa), algunas verduras y en la cerveza (maltosa). Si bien muchos carbohidratos simples se obtienen de alimentos "saludables" como los lácteos, las frutas y las verduras, también forman parte de los alimentos procesados y refinados como los dulces, los refrescos y los jarabes. Cuando endulzan estos productos, los azúcares simples suponen calorías carentes de vitaminas, minerales o fibras.

Por el contrario, los carbohidratos complejos están compuestos de tres o más azúcares y su digestión es más prolongada. El organismo los descompone y los convierte en glucosa. Se encuentran en legumbres, verduras ricas en almidones (camote) y granos integrales (pan multigrano). Los carbohidratos complejos son ricos en vitaminas, minerales y, sobre todo, fibra. Así, a pesar de que tienen azúcar, se procesan más lentamente que los carbohidratos simples, y la glucosa no se eleva de forma tan drástica.

Al comer, la meta principal del cuerpo es separar los alimentos en moléculas pequeñas para absorberlas. Lo importante es qué tan rápido se desintegre y absorba el carbohidrato, y si ocasiona que la glucosa se eleve. Durante el proceso de refinado de un grano integral, se eliminan el salvado y el germen de trigo. El objetivo es refinarlos para darles mayor tiempo de caducidad. Los granos refinados son más ligeros, esponjosos y fáciles de masticar. No obstante, carecen de nutrientes y fibras. El arroz blanco (arroz integral refinado), el pan blanco, la pasta y la harina blanca (la base de la mayoría de la panadería industrial) están hechos de granos refinados. Como este proceso descarta la fibra, entonces tu organismo descompone este tipo de carbohidratos más rápido, con lo cual el azúcar se dispara en el flujo sanguíneo. Por otro lado, los granos integrales no refinados como el arroz integral, la quinoa, el trigo sarraceno, el maíz palomero y la avena se digieren mucho más lento. Como retienen su aporte nutritivo, tienen dosis saludables de complejo B, hierro y otros nutrientes.

Es importante entender que los carbohidratos simples pueden ser no refinados. Frutas como las manzanas contienen carbohidratos simples, además de fibra, por lo que se les considera no refinados. En cambio, los jugos de frutas no tienen fibra, por lo que sólo aportan carbohidratos simples refinados. Así que lo mejor es comer porciones saludables de granos integrales y frutas.

Por qué el azúcar es la villana de la película

Para entender por qué el azúcar es la mala, es fundamental saber cómo se metabolizan los azúcares en el cuerpo. Una vez que el azúcar (glucosa) se absorbe en el flujo sanguíneo, se dispara una hormona llamada insulina. Ésta regula el metabolismo de la glucosa y decide cómo se emplea en el organismo. Lo ideal es que las células absorban la glucosa en el flujo sanguíneo para utilizarla como fuente de energía. El exceso de glucosa se deposita en el hígado en forma de glucógeno o se convierte en grasa. Cuando hay deficiencia de glucosa, el páncreas segrega otra hormona llamada glucagón. Cuando esto sucede, le manda una señal al hígado para que convierta el glucógeno en glucosa, y con ello, las células se relajan. Parece muy sencillo: el exceso de glucosa se almacena y el cuerpo acude a sus reservas cuando los niveles son bajos. Pero para muchos de nosotros, no siempre es así.

Las desventajas de cuando se dispara el azúcar

Al llevar una dieta alta en azúcares añadidas, carbohidratos refinados y bebidas dulces, además de baja en grasas y proteínas saludables, así como en fibra, exponemos a nuestro cuerpo a ascensos de azúcar. Todo ese azúcar invade nuestro flujo sanguíneo y le envía advertencias constantes al páncreas para que secrete más glucógeno. Si bien los músculos reservan glucógeno, cuando su capacidad llega a un límite el hígado comienza a convertir los azúcares excedentes en triglicéridos. Esta grasa se deposita en el hígado y en células grasas en todo el cuerpo. Por lo tanto, cuanto más azúcar comamos, mayor será la cantidad de insulina que se produzca y la grasa que acumulemos. La insulina inhibe la descomposición de grasas en tejidos grasos, así que ante la presencia de insulina, la grasa se retiene en vez de quemarse.

La insulina interpreta el papel de policía bueno y malo. Cuando comes algo con azúcar es el policía bueno porque interviene para controlar el caos que el azúcar genera en el flujo sanguíneo. Al mismo tiempo es el malo porque si bien controla el azúcar, también deposita grasas en lugares indeseados como en el abdomen. Los triglicéridos que el hígado produce se vuelcan en la sangre, lo cual provoca que las arterias se obstruyan y, como consecuencia, aumenta la posibilidad de que sufras un infarto. Según el Estudio de la Salud de las Enfermeras (NHS, por sus siglas en inglés), uno de los estudios más ambiciosos y antiguos sobre la salud de las mujeres, las enfermeras con dietas altas en azúcares corren un riesgo doble de padecer enfermedades cardiovasculares.

Historias de éxito
Jessie

Jessie nunca había tenido problemas con su peso. Siempre había sido delgada a pesar de que no hacía mucho ejercicio ni cuidaba lo que comía. Si bien siempre había tenido una pancita que le molestaba, su mayor preocupación era su falta de energía. Sus amigos y familia le llamaban "La Bella Durmiente" porque se quedaba dormida en donde fuera, a cualquier hora y siempre tenía sueño. Acudió a Brooke para recuperar su energía. Durante su primera sesión en B Nutritious, Brooke analizó su historial médico y hábitos alimenticios a detalle. Jessie no era el epítome de una vida saludable. Su vientre protuberante era notorio, su piel y pelo estaban opacos y tenía ojeras. Lo que más le llamó la atención fue cuánto comía esta mujer de talla pequeña. Sin darse cuenta, estaba ingiriendo grandes cantidades de azúcar: comenzaba el día con un cereal bañado en azúcar; a lo largo de la mañana comía supuestas barras energéticas a manera de refrigerio; almorzaba sándwiches y yogures de sabores y comía pizza o pasta. Bebía una buena cantidad de alcohol, le gustaban los cocteles dulces como los Cosmopolitan o los Martinis de manzana. Brooke la sometió, de inmediato, a la dieta Adiós al azúcar y la asesoró para suplir sus comidas favoritas con alternativas nuevas y saludables. Una semana después, cuando volvió a consulta, a Brooke le sorprendió el cambio evidente. Habían desaparecido las ojeras y tenía el vientre más plano. A la propia Jessie le sorprendió lo mucho que había conseguido cambiar en una semana. Al terminar el programa de 31 días, tenía el estómago plano por primera vez en la vida, la piel más radiante que nunca y disfrutaba de hacer ejercicio. Lo mejor es que su familia ahora le dice "La Conejita de Energizer".

Las grasas delgadas

El aumento de peso y la acumulación de grasas debidos al consumo excesivo de azúcar es más que un problema de peso. Las grasas se reservan de dos maneras: en los tejidos subcutáneos y de forma interna. Todos hemos visto cómo se refleja la grasa subcutánea en las lonjas o en los muslos corpulentos, sin embargo, la grasa interna es más problemática.

La grasa interna, o visceral, se deposita alrededor de los órganos abdominales; esto se refleja en la temida panza cervecera, o una figura en forma de manzana. Lo más aterrador es que a pesar de que hay personas aparentemente delgadas, debido a un consumo exacerbado de azúcar, acumulan cantidades altísimas de grasa por dentro. Estar delgado por fuera y gordo por dentro puede ser engañoso, pues no se es consciente de cuán nociva resulta una dieta alta en azúcares. Los médicos consideran que la grasa visceral es la más peligrosa de todas ya que es un factor determinante para contraer resistencia insulínica, enfermedades cardiovasculares y algunos cánceres (de mama y colorrectal).

La resistencia insulínica surge cuando el cuerpo se vuelve insensible a la insulina y no responde rápido, ni de forma eficiente, ante la hormona. Como resultado, el flujo sanguíneo retiene azúcar en exceso, lo cual provoca que se despida más insulina inefectiva, y así empieza un círculo vicioso. Pese a que la predisposición genética condiciona la resistencia insulínica, la obesidad y la falta de ejercicio son factores influyentes. Los individuos que la padecen no se dan cuenta de que están enfermos porque, a diferencia de los diabéticos, no presentan síntomas. En la mayoría de los casos, la resistencia insulínica se descubre hasta que se manifiesta un problema grave.

La insulinorresistencia aunada a la obesidad abdominal, la presencia de triglicéridos elevados, niveles bajos de colesterol bueno (lipoproteínas de alta densidad) y la presión arterial alta completan el cuadro del síndrome metabólico. Los médicos lo denominan "cuarteto mortal", y es precursor de diabetes tipo 2 y cardiopatías (tanto derrames cerebrales, como infartos). De acuerdo con la Encuesta sobre la Salud y la Nutrición Nacionales (NHANES, por sus siglas en inglés), el síndrome metabólico afecta a treinta y cuatro por ciento de estadunidenses (una cifra alarmante) y para quienes lo padecen es una bomba que espera estallar.

El envejecimiento y los PGA

El exceso de azúcar no sólo es nocivo para la salud, también provoca envejecimiento prematuro. El azúcar acumulada en la sangre y en los tejidos no tiene a dónde ir, así que se pega a las proteínas, lípidos y ácido nucleico en un proceso llamado glicación. Estos complejos de glucosa formados por la glicación, se conocen como productos de la glicación avanzada, o

PGA, y tienen un nombre muy propicio, pues aceleran el envejecimiento y son causantes de enfermedades asociadas a la edad. Los PGA forman parte de los organismos saludables, sin embargo, se conglomeran más rápido cuando los niveles de azúcar están elevados. Al mismo tiempo, causan reticulaciones de proteínas como el colágeno y la elastina; como resultado, los músculos, tendones y arterias se tornan rígidos y la piel más arrugada. Los PGA son responsables de enfermedades cardiovasculares, renales, Alzheimer y degeneración macular. Por si fuera poco, se les asocia con las complicaciones más temidas de la diabetes: neuropatía, nefropatía y cataratas. Sin más, la glicación es un desastre médico y estético. (En el capítulo 4 hablaremos sobre los efectos del azúcar en la piel.)

El azúcar como droga

Si ya estás siguiendo el programa 3 días sin azúcar, a estas alturas te habrás dado cuenta de tu dependencia. Si la idea de vivir sin azúcar te produce escalofríos, entonces eres adicto. Estudios recientes han expuesto similitudes interesantes entre el consumo excesivo de azúcar y una drogadicción. Uno de ellos, publicado en 2007, reveló que el antojo de azúcar es más fuerte que el de la cocaína. En este sentido, ¿sabías que puede considerarse una droga? Es una sustancia que secreta opioides (químicos que producen euforia) y dopamina (un neurotransmisor que controla los centros cerebrales del placer y la gratificación). Durante la producción de opioides y dopamina, el cuerpo no siente dolor y le envía mensajes placenteros al cerebro, una reacción similar a la respuesta que tiene el cuerpo frente a los narcóticos: consumir azúcar proporciona una sensación de alegría, de modo que quieres más y más. El azúcar es tan adictiva y la ingerimos en cantidades tan excesivas que algunos científicos recomiendan que el gobierno la regule como lo hace con el alcohol y el tabaco (incluso cuando se trata de grandes porciones de refresco, como en Nueva York).

Combate tu adicción

Evalúa cómo te sientes durante el programa 3 días sin azúcar. ¿Te parece que te hace falta algo, o ya te empiezas a sentir mejor? Tras un par de días sin azúcar, tu cuerpo y mente se sentirán bien. Recuerda: estás lidiando con la abstinencia. ¡Enhorabuena por tu rehabilitación!

Por fin, noticias alentadoras

Te dará la impresión de que el azúcar se oculta en todas partes, está al acecho. ¿Cómo saber qué es seguro comer? Relájate. Nuestro objetivo es evitar saltos en la glucosa, así que diseñamos un sistema que tiene en cuenta la carga y el índice glucémico y la cantidad de fructosa en cada producto. Gracias a estos índices establecimos qué alimentos incluir y cuáles descartar en esta dieta. Asimismo, vamos un paso adelante. Algunos alimentos, hierbas y especias contribuyen a aminorar el aumento de la glucosa que otros alimentos causan. Son noticias excelentes porque significa que no es preciso renunciar a tus productos favoritos, sino aprender a combinarlos para que sean más sanos para el organismo y la piel. (En el capítulo 7 tratamos este tema a fondo.)

Índice glucémico, carga glucémica y fructosa

Éste es un breve tutorial sobre las medidas clave.

Índice glucémico (IG). Se trata de un sistema numérico que mide el nivel de glucosa en la sangre tras ingerir un carbohidrato. Un índice elevado indica que el carbohidrato se procesó muy rápido, con lo cual la glucosa se elevará. Aquellos que se procesan despacio, y por tanto causan menos estragos en los niveles de glucosa en la sangre, tienen un índice bajo. Es decir, de 55 o menos. De 55 a 70 se considera intermedio y arriba de 70, alto.

Carga glucémica (CG). Esta clasificación se basa en el índice glucémico, además tiene en cuenta el tamaño de las porciones de carbohidratos que consumes. Esto es importante porque si comes una porción pequeña de un alimento con un IG elevado, los niveles de glucosa se alteran más que si comieras una porción grande de un alimento con un IG bajo. Es el mejor método para predecir los valores de la glucosa tras la ingesta de una variedad de alimentos en porciones diferentes. A una CG mayor a 20 se le considera alta; de 11 a 19, media y de 10 o menos, baja. Los productos en la dieta Adiós al azúcar tienen un IG o CG bajos o medios. Para más información sobre el IG y la CG visita: http://www.health.harvard.edu/newsweek/ Glycemic_index_and_glycemic_load_for_100_foods.htm.

Fructosa. La fructosa es uno de los tres azúcares naturales y simples que se encuentran en las frutas, las verduras y la miel. Es un azúcar simple porque se absorbe de manera directa en el flujo sanguíneo durante la digestión. En la elaboración de alimentos procesados se suele mezclar con glucosa para crear jarabe de maíz con alto contenido de fructosa (página 56). Nuestro régimen mantiene el consumo de fructosa debajo de los 20 gramos al día (incluso si las frutas son la fuente).

Al monitorear estos tres parámetros creamos una dieta que tendrá un impacto menor en los niveles de azúcar en la sangre. Si estos niveles se mantienen estables y se limita la producción innecesaria de insulina, es posible prevenir que el organismo almacene grasa de más y, por lo tanto, cree productos de la glicación avanzada, o PGA.

Más sobre la infame fructosa

¿Cómo es posible que un producto natural se considere nocivo? Nos preguntan a menudo, ¿por qué limitamos la cantidad de fructosa en el programa?

La fructosa es uno de los tres monosacáridos (azúcares simples) más importantes en la dieta del ser humano. Si bien el organismo no distingue entre el aporte calórico de los distintos azúcares simples, la fructosa tiene un efecto distinto en el metabolismo, pues éste no la utiliza como fuente de energía. El hígado es el único órgano que metaboliza la fructosa y convierte una porción en grasa para almacenarla. Por eso comer demasiados pastelillos, cereales dulces o productos que contienen jarabe de maíz con alto contenido de fructosa contribuye a contraer un padecimiento llamado esteatohepatitis no alcohólica (EHNA). Si se consume fructosa líquida, como en jugos de frutas, refrescos, bebidas azucaradas o leches saborizadas, el azúcar llega más rápido al hígado y éste almacena mucha más grasa.

Otra razón por la que la fructosa se diferencia de la glucosa es que la primera no activa la secreción de insulina, de modo que el organismo se vuelve resistente a la leptina, una hormona supresora del apetito. Por eso las dietas altas en fructosa ocasionan un incremento excesivo de peso. Si bien a corto plazo la fructosa no estimula la secreción de insulina, su consumo prolongado supone un incremento compensatorio de la secreción de insulina. Las dietas altas en fructosa pueden causar resistencia insulínica y síndrome metabólico. Un estudio publicado en la edición de febrero de 2012 del *Journal of Nutrition* indica que el consumo de fructosa es capaz de incrementar el riesgo de padecer enfermedades cardiacas por la sencilla razón de que la fructosa aumenta la grasa abdominal (recuerda, se trata de grasa nociva). El estudio también demostró que su consumo propicia la inflamación, las enfermedades cardiovasculares y la diabetes tipo 2.

El argumento final en contra de la fructosa es que causa más productos de la glicación avanzada, o PGA, que otros tipos de azúcares, con lo cual es un factor decisivo en la glicación. Recuerda: los PGA aceleran el proceso de envejecimiento, contribuyen a que la piel se arrugue y producen algunas enfermedades relacionadas con la edad.

Fructosa: te indicamos el camino

¿No estás seguro de qué alimentos tienen niveles concentrados de fructosa? El jarabe de agave, la salsa barbecue, el pan, los cereales de caja, los brownies, los pasteles, el caramelo, los aderezos procesados, las donas, los frutos secos, el jugo de frutas, la miel, los helados, las nieves, las gelatinas, la cátsup, los pays, las bebidas azucaradas y energéticas y la salsa de jitomate.

Creerás que las frutas están prohibidas, pero no las descartes aún. A pesar del inconveniente de la fructosa, algunas son parte del programa Adiós al azúcar. No las permitimos en el programa 3 días sin azúcar, por el azúcar, sin embargo, incorporamos frutas bajas en fructosa y con mucha fibra durante la primera semana; además, cada semana incrementamos la selección. A lo largo de las cuatro semanas, aceptamos frutas bajas en fructosa en cantidades limitadas para ayudarte a obtener mejores resultados. Algunas como las moras azules son parte de la dieta desde la segunda semana. Si bien su contenido de fructosa es elevado para este punto, gracias a sus potentes antioxidantes valen la pena. (Véase el capítulo 5.)

Evita estos sustitutos

Edulcorante artificial

Si el azúcar está prohibido, ¿por qué no sustituirlo con edulcorante? No tan rápido, deja ese sobre rosa, azul o amarillo en su lugar. Resulta que no puedes engañar a la Madre Naturaleza. Los efectos secundarios negativos de la ingesta de edulcorantes se ha demostrado a partir de numerosos estudios. Una investigación reciente ha revelado que los edulcorantes tienen casi los mismos efectos en el organismo que el azúcar: cuando los receptores del azúcar (ubicados en la boca, el estómago y el páncreas) identifican un consumo exagerado de azúcar, le envían señales al cerebro para que se prepare. El organismo reacciona y absorbe más azúcar, pone en marcha la producción de insulina y convierte el azúcar en grasa. ¿Y adivina qué? Estos químicos ultradulces estimulan los mismos receptores que el azúcar y con los mismos resultados. Aún peor, los edulcorantes aumentan el apetito, así que te invitan a consumir más calorías. De modo que gracias a estos impostores absorbes más azúcares, almacenas grasa y subes de peso. Por eso se les considera igual de peligrosos que el producto real.

Los alias del azúcar

Ya sabemos que el azúcar adopta distintas identidades, sin embargo, también es deshonesta. No te dejes engañar por las etiquetas que dicen "sin azúcares añadidas" o "sólo azúcares naturales", pues no son más que disfraces. Siempre lee la lista de ingredientes y asegúrate de que no incluya ninguno de estos nombres. De ser así, el producto tiene azúcar: jarabe de agave, jarabe de arroz integral, azúcar morena o mascabado, azúcar de caña, caramelo, jarabe de maíz o de fécula de maíz, jarabe de maíz sólido, azúcar de dátil, dextrosa, fructosa, jugo concentrado de frutas, glucosa, jarabe de maíz con alto contenido de fructosa, miel, azúcar invertido, lactosa, maltosa, malta, jarabe de malta, azúcar de maple, jarabe de maple, melaza, azúcar no refinada, jarabe de arroz, jarabe de sorgo, sacarosa, polvo endulzado de algarrobo, turbinado (cierta variedad de azúcar morena).

Los edulcorantes suponen otros riesgos: se cree que son factores causantes de cáncer, dolores de cabeza, ataques epilépticos, sobrepeso, pérdida de la memoria, inflamación, ansiedad, salpullido, entre muchos otros. Uno de los edulcorantes más recientes es una sustancia completamente artificial manufacturada por una compañía que se especializa en jabón de baño para bebé y cotonetes: el Splenda contiene cloro y otras sustancias químicas. Un estudio demostró que este edulcorante clorado altera la flora intestinal necesaria para una vida sana. A la fecha se han conducido muy pocos estudios sobre la seguridad a largo plazo del Splenda u otros edulcorantes. De modo que preferimos evitarlos a toda costa.

Agave

El néctar de agave era el edulcorante recomendado para los individuos que cuidaban sus niveles de glucosa porque tiene un índice glucémico muy bajo. El problema es que su componente principal es la fructosa. De hecho, a pesar de su halo saludable debido a que es natural y se deriva de una planta, el agave tiene más fructosa que otros edulcorantes, ¡incluso más que el jarabe de maíz con alto contenido de fructosa!

Jarabe de maíz con alto contenido de fructosa

Existe mucha controversia en torno a este jarabe. Se trata de un edulcorante rico en calorías que se utiliza en todo tipo de alimentos: bebidas azucaradas, condimentos y comida procesada. Los fabricantes incluyen este ingrediente como conservador para que los productos tengan mayor tiempo de caducidad. Si bien no existen estudios que contrasten las diferencias entre el metabolismo del jarabe y el azúcar (sacarosa), el problema radica en que este jarabe se encuentra en productos con poco o ningún aporte nutritivo y calorías vacías. Por lo tanto, no es parte de ninguna dieta sana, mucho menos del programa Adiós al azúcar.

Una cucharada de azúcar

Existen varios motivos para leer las etiquetas de los productos. Es increíble cuántos tienen azúcar. Los productos farmacéuticos que suelen contener azúcar varían: pastillas para la tos, vitaminas y diversos medicamentos cuya venta no requiere receta médica, como los jarabes para la tos. Incluso los medicamentos que sí la requieren (sólidos o líquidos) pueden contener edulcorantes, como la lactosa.

Ahora ya sabes por qué el azúcar es la mala de la película y conoces el programa que delineamos para ti. Más adelante, aprenderás por qué elegimos los alimentos que conforman la dieta y que la comida puede ser la mejor medicina. Antes, hablemos de la piel.

Historias de éxito
Jonathan

El médico de Jonathan lo refirió a B Nutritious porque sus niveles de glucosa estaban altos, por lo que iba a recetarle un tratamiento para controlarlos. Cuando acudió a consulta con Brooke, Jonathan ya estaba tomando altas dosis de estatina para reducir el colesterol. Como abogado, Jonathan quería resultados rápidos; si la dieta no funcionaba, volvería a tomar los medicamentos. "Es más fácil y rápido", dijo. Brooke se dio cuenta de que consumía papas fritas, pretzels en paquetes de cien calorías (de los cuales se comía por lo menos tres al mismo tiempo) entre comidas. Brooke incrementó las porciones de proteína y fibra diarias y redujo su consumo de azúcar por medio del programa Adiós al azúcar. A Jonathan le sorprendió que la dieta cambiara sus hábitos y su salud de forma rápida y efectiva. "Estaba bien con los medicamentos, sin embargo, ahora me doy cuenta de que soy capaz de controlar mis niveles de glucosa y colesterol con la dieta Adiós al azúcar."

4 El azúcar tampoco es muy dulce con la piel

¿**U**ltimamente al verte al espejo ves reflejada a tu madre? Si es así, no estás sola. La ciencia detrás del envejecimiento ha demostrado que buena parte de lo que nos sucede o no al envejecer es resultado de nuestra genética. Los dermatólogos lo denominan envejecimiento natural o intrínseco y es por lo que se dice que si quieres saber cómo envejecerá una mujer, sólo hace falta ver a su madre. Sin embargo, nos interesa el otro tipo de envejecimiento, aquel que puede prevenirse: el envejecimiento extrínseco, el cual se debe a nuestros malos hábitos.

Todos sabemos que la exposición prolongada al sol acelera el proceso de envejecimiento. Los rayos ultravioleta provenientes del bronceado artificial son los peores cuando se trata del envejecimiento de la piel, porque son de mayor longitud de onda y penetran en la profundidad de la dermis, dañan la estructura protectora de la piel y provocan el surgimiento de arrugas. Diversas estadísticas demuestran que la contaminación también causa estragos en la piel. Las mujeres que viven en ciudades expuestas a altos niveles de contaminación tienen más arrugas y manchas en la piel que las que viven en contextos rurales (otra razón para dejar la carrera de locos de la gran ciudad y pasar una temporada en el campo). No olvidemos mencionar que el tabaquismo provoca que el envejecimiento marche a quinta velocidad (así es, incluso un par de cigarros regulares se notan en la cara). En resumen, estos golpes ambientales contribuyen al envejecimiento extrínseco de la piel.

La comida y la cara

Tiene poco tiempo que la comida se sumó a la lista de factores que contribuyen al envejecimiento extrínseco. La nutricosmética es el estudio de la influencia de la nutrición y la dieta en la apariencia; éste es un tema de creciente interés entre dermatólogos. Los primeros estudiosos de este campo dedujeron que si somos capaces de reducir los riesgos de padecer enfermedades cardiacas, diabetes, presión arterial alta y otras relacionadas con el envejecimiento al modificar la dieta, entonces es posible mejorar el aspecto de las personas. Hoy en día, su tesis se ha confirmado. Los dermatólogos saben que la nutrición es un factor fundamental en el envejecimiento extrínseco. Este enfoque de trabajar en la dieta para mejorar la apariencia está viviendo un auge. Por ejemplo, un estudio reciente determinó que comer frutas y verduras coloridos, los cuales tienen numerosos antioxidantes, mejora la salud y la apariencia de la piel.

Diseñamos nuestra dieta y régimen para la piel a partir de métodos científicos cuyo objetivo es proteger y restaurar la piel de los estragos del envejecimiento extrínseco.

Las señales delatoras del envejecimiento de la piel

Resulta interesante que con tan sólo ver tu piel, los dermatólogos pueden diferenciar entre el envejecimiento natural y el causado por factores ambientales. La piel que ha envejecido por el paso del tiempo tiene un aspecto muy distinto al de aquella que lo ha hecho por factores extrínsecos. La primera no muestra decoloración alguna, es delgada y tiene arrugas finas, se asemeja a un pañuelo desechable. En cambio, la segunda parece curtida, como la de las chicas que pasean en Miami Beach. La piel muestra manchas color café y pecas, arrugas profundas y ásperas, tiene un aspecto amarillento. Su flacidez se debe a la exposición al sol y una nutrición deficiente, pues ambas provocan que la piel pierda elasticidad.

¿Por qué la piel que ha envejecido por factores extrínsecos luce tan mal? El problema es que al someter a la piel a un coctel que incluye exposición prolongada al sol, contaminación y nutrición deficiente, se le priva de todas sus defensas. Más aún, sus mecanismos de reparación dejan de funcionar por los ataques constantes, así que el daño no puede enmendarse. Por eso es importante prevenir.

La anatomía de una arruga

Para entender por qué tenemos arrugas, es necesario conocer la anatomía de la piel. Ésta se compone de dos capas: la superior (epidermis) y la inferior (dermis). La estructura protectora se ubica en la dermis y consta de fibras de colágeno y elastina. Se trata de proteínas enclavadas en una sustancia suave llamada ácido hialurónico. Es gracias a este ácido que la piel es lozana. Por su parte, el colágeno y la elastina la mantienen firme.

Con la exposición al medio ambiente (sobre todo al sol), las fibras de elastina se desgastan y fragmentan. Este proceso se conoce como elastosis solar y es un efecto exclusivo de la exposición al sol. La elastosis solar es responsable de que la piel pierda su elasticidad y adquiera un tono amarillento. Estudios recientes han concluido que esta coloración se puede atribuir a los PGA presentes en la piel maltratada por el sol.

Los factores ambientales también provocan que las fibras de colágeno se deterioren y disminuyan. ¿Qué pasa con el colágeno? ¿Desaparece de forma inmediata o gradual? Ambas. Al mismo tiempo que se descompone el colágeno viejo, se crea más, proceso que recibe el nombre de homeostasis. No obstante, cuando la piel envejece, sobre todo si se debe a la exposición a factores ambientales y a una dieta deficiente, los niveles se alteran, es decir, se descompone más colágeno del que se produce. La estructura protectora de la piel se torna débil, lo cual produce arrugas y flacidez. Por esta razón, conforme envejecemos, las heridas tardan más en cicatrizar. Para que cualquier tipo de herida cicatrice, es imprescindible que se produzca colágeno.

El frenesí de los radicales libres

Los radicales libres tienen una profunda influencia en el delicado balance de la homeostasis del colágeno. Éstos se encuentran también en la piel que ha envejecido de manera natural. Sin embargo, la exposición al sol, la contaminación, el tabaquismo y una dieta deficiente contribuyen, en la misma medida, a su formación.

Los radicales libres se derivan de moléculas de oxígeno que han perdido un electrón. Así que son codiciosos: intentan compensar la pérdida al robarle moléculas a otros radicales. Si bien lo consiguen, dejan a otra molécula sin electrón, con lo cual se crea un círculo vicioso. Son como pelotas de ping-pong que perdieron el control, rebotan dentro de las células y los tejidos al tiempo que deterioran todo a su paso: membranas celulares, proteínas como el colágeno y la elastina e incluso el ADN.

Los radicales libres también activan o desactivan ciertos procesos celulares. En la piel, desintegran el colágeno y debilitan su estructura protectora. Al mismo tiempo, favorecen la producción de una serie de mediadores inflamatorios (moléculas que activan la inflamación), lo cual resulta en la destrucción de más colágeno y fibras de elastina; esto a su vez acelera el envejecimiento de la piel.

Antioxidantes al rescate

Por suerte, la piel joven y sana tiene un mecanismo protector muy sofisticado. Los antioxidantes neutralizan los radicales libres en la piel y el organismo. Los antioxidantes naturales que se encuentran en la piel son la vitamina C, E, la coenzima Q10 y el ácido alfa lipoico (ALA). El superóxido dismutasa (SOD), la glutationa peroxidasa (GPX) y la catalasa (CAT) son un grupo de enzimas con función antioxidante. Es posible que reconozcas algunos de estos términos porque los productos antienvejecimiento para la piel contienen muchos de ellos. La lógica detrás de esto es que si se aplica una crema antioxidante y absorbente directamente en la piel, la protegerá de los radicales libres. Conforme la piel envejece, la prevención se vuelve más importante porque los antioxidantes naturales comienzan a escasear y los radicales libres a multiplicarse, y como resultado se presenta un desequilibrio llamado estrés oxidativo. Los alimentos que forman parte de la dieta Adiós al azúcar, así como nuestro régimen diario de desintoxicación dérmica (capítulo 9), contribuyen a reducir la formación de radicales libres y estimular el sistema de defensa antioxidante.

¿Qué tiene que ver el azúcar?

La mayoría de lo que sabemos sobre el azúcar y el envejecimiento de la piel proviene del estudio de la diabetes. A finales de los años setenta, los científicos comenzaron a estudiar la diabetes para explicar por qué ocasionaba problemas médicos tan graves. Sabían que los diabéticos eran más propensos a padecer enfermedades cardiacas, insuficiencia renal, problemas de la vista y axonotmesis, asimismo, que su proceso de cicatrización era deficiente. Algunos diabéticos incluso desarrollan una inusual enfermedad de la piel que le da a ésta una apariencia rígida. De modo que buscaron el común denominador entre estas complicaciones.

Descubrieron que casi todas ellas se explicaban por medio de la glicación. Como mencionamos en otro capítulo, ésta es un proceso químico que ocurre cuando se elevan los niveles de glucosa y los azúcares que circulan por el flujo sanguíneo se pegan a las proteínas, lípidos y ácidos nucleicos, lo cual da origen a unos componentes llamados PGA. Éstos se encuentran en los riñones, el cerebro, el tejido nervioso y, sí, la piel. Algunos de los PGA más dañinos que se localizaron en pacientes diabéticos eran colágeno y elastina glicados. Cuando estas fibras suaves y flexibles atraviesan por este proceso, se tornan rígidas y reticuladas. Se cree que son responsables de la rigidez de las arterias, la cicatrización lenta e incluso la resequedad de la piel de los diabéticos. Esto explica por qué quienes controlan sus niveles de glucosa, y por tanto tienen menos PGA, padecen menos complicaciones a largo plazo que quienes permiten que los niveles de glucosa fluctúen.

Los PGA y la piel

Es importante entender que los PGA no se encuentran sólo en la piel de los diabéticos, todos los albergamos debido al envejecimiento natural y extrínseco. La glicación comienza a mediados de los treinta e incrementa con mayor velocidad a partir de entonces. El punto es éste: la rapidez con la que se acumule colágeno y elastina glicados es directamente proporcional a la ingesta de azúcar. En otras palabras, cuantos más azúcares y carbohidratos refinados consumas, mayor colágeno y elastina glicados tendrás y más madura lucirá tu piel. La exposición al sol también aumenta el ritmo de glicación de estas proteínas porque el estrés oxidativo acelera la glicación. El colágeno glicado es rígido y la elastina, bañada de azúcar, pierde su firmeza; como resultado la piel se arruga y se cuelga. Es muy difícil deshacerse del colágeno y la elastina glicados, o repararlos, de modo que se recomienda empezar el programa preventivo con anticipación (si crees que lo estás haciendo un poco tarde, no te preocupes, nuestro programa de desintoxicación dietética y dérmica contribuirá a que rejuvenezcas, sin importar tu edad).

Cuidado con asar los alimentos

Los PGA tienen dos fuentes alimenticias. Algunos se forman como resultado de la ingesta de azúcar, otros a partir de ciertas técnicas de cocción como freír, asar a la parrilla y rostizar. Esa piel doradita del pavo de navidad o la deliciosa corteza color café del pan son el resultado de la glicación. (En la cocina, se denomina reacción de Maillard, y ocurre cuando los alimentos se cocinan a altas temperaturas en ausencia de agua. Hervir, escalfar y cocinar al vapor no producen PGA, porque la cocción a base de agua no implica un cambio de coloración.) Los PGA causan la glicación del colágeno y otras proteínas, e incrementan la inflamación y el estrés oxidativo. En otras palabras, los PGA producto de los alimentos mal cocinados son igual de nocivos que los producidos por el azúcar, incluso más.

De igual manera, los PGA alimenticios alteran las bacterias que viven en el abdomen e interfieren con la absorción de vitaminas y nutrientes esenciales. Esto agrava el problema porque la presencia de muchos de estos nutrientes y vitaminas en el organismo es crucial para inhibir la formación de PGA. En resumen, si rostizarte bajo el sol es malo, hacer lo mismo con la comida también.

Como punto final

¿Acaso quienes comen demasiada azúcar envejecen más rápido? La respuesta es un sí rotundo. La revista científica *Age* publicó un estudio a partir de la evaluación de 602 personas por parte de examinadores independientes. Las personas sanas con niveles de glucosa bajos aparentaban ser un año más jóvenes que aquellos con glucosa alta, y un año y medio más jóvenes que los diabéticos de su misma edad. El autor del estudio sugiere que verse bien puede ser un aliciente para que las personas tengan una dieta sana baja en azúcares añadidas. (Estamos de acuerdo, es uno de los propósitos de nuestro programa.)

El exceso de azúcar tiene otro efecto negativo en la piel. En términos simples: le da un aspecto enfermizo. La piel es uno de nuestros órganos más grandes, y una de sus funciones primordiales es protegernos de las agresiones del medio ambiente: contaminación, suciedad, presencia de bacterias y hongos. Frente a elementos que perturben la barrera epidérmica somos más vulnerables a irritaciones e infecciones de la piel. Estudios recientes han demostrado que la hiperglucemia prolongada (demasiada azúcar en la sangre) provoca que la piel sea más vulnerable. Esto explica por qué los diabéticos y quienes han padecido hiperglucemia durante mucho tiempo tienen la piel seca. Así que es importante controlar los niveles de glucosa en la sangre para disfrutar de una piel sana.

El azúcar y el acné

El acné afecta a alrededor de 40 a 50 millones de personas en Estados Unidos cada año. La frecuencia del acné se dispara en la adolescencia y afecta a ochenta y cinco por ciento de los adolescentes del país, una cifra descomunal. Entre quince y veinte por ciento tendrá acné en la adultez. Los dermatólogos tienen más pacientes que nunca con este problema, y el número de mujeres que lo padece supera al de hombres. Los adolescentes y adultos con acné harían cualquier cosa por limpiar su piel; cada año gastan 2 mil millones de dólares en medicamentos cuya venta no requiere receta médica. Asimismo, acuden a consulta dermatológica para buscar tratamientos que requieren receta y procedimientos como *peelings*, tratamientos con láser u otros menos abrasivos, con la esperanza de curarse.

Historias de éxito
Deborah

Deborah acudió a consulta con la doctora Farris cinco meses antes de la boda de su hija. "Quiero someterme a cirugía cosmética, o a algún tratamiento similar para verme mejor." Desde la menopausia había subido 9 kilos. "No puedo bajar ni un kilo", aseguró. Había dejado de hacer ejercicio debido a que su carga de trabajo era excesiva, y en sus propias palabras, su dieta no era "del todo saludable"; con frecuencia comía "en la calle, en cafeterías y restaurantes pequeños de comida rápida". La doctora Farris se dio cuenta de que en la zona de la quijada y la barbilla tenía muchas arrugas y la piel caída, en las mejillas tenía paño, la frente y los párpados flácidos y ojeras. Analizó su dieta habitual. Solía desayunar café con edulcorante y un bagel; almorzaba un rollo de pollo o pavo y comía carne con papas. Deborah admitió ser una "carbohólica", los panes eran su placer culposo. "Me gustan las cosas dulces, aunque sólo añado un postre cuando como fuera de casa."

La doctora Farris diseñó un plan para Deborah que incluía el programa 3 días sin azúcar y el programa de cuatro semanas. Le recetó un suero antioxidante que debía aplicarse todos los días para proteger su piel y controlar la glicación, así como una serie de peelings químicos para corregir la pigmentación irregular y el brillo de la piel. En dos semanas, Deborah había bajado dos kilos y se sentía con más energía. Tenía la piel más radiante y había desaparecido la resequedad irregular que la había molestado durante años. La doctora Farris la sometió a peelings químicos dos veces por semana y le pidió que buscara una crema facial reparadora según su tipo de piel. Al terminar el programa de cuatro semanas, Deborah había bajado cuatro kilos y su piel nunca había tenido tan buen aspecto. Animada por los resultados, hoy en día controla su ingesta de azúcar como parte de un programa completo para combatir el envejecimiento de la piel.

¿Cuáles son las causas del acné? El estrés provoca erupciones, sin embargo, la respuesta es más complicada de lo que creíamos. Los dermatólogos siempre han creído que las fluctuaciones hormonales a lo largo de la vida son un factor decisivo para la aparición del acné. Las glándulas sebáceas actúan debido a la influencia de las hormonas: los andrógenos, u hormonas masculinas, activan la producción de sebo. Durante la pubertad, estas hormonas están presentes en el cuerpo masculino y femenino; son la causa de que los adolescentes tengan la piel y el pelo grasos y padezcan acné. No obstante, la genética también es esencial, sobre todo en aquellos pacientes que tienen acné más severo, como el acné quístico. En otras palabras, si tus padres o hermanos lo han padecido, es probable que tú también.

Historias de éxito
Lynn

Lynn, una ejecutiva de cuenta de 42 años de edad, nunca tuvo acné en su adolescencia. Sin embargo, en años recientes había identificado lo que denominaba "granos subterráneos" que desaparecían después de una eternidad. Estaba muy estresada por el trabajo y sus frecuentes brotes de acné parecían estar relacionados con su ciclo menstrual. "Una semana antes de mi periodo, tengo tanto acné en la barbilla que ni siquiera puedo cubrirlo." Había intentado todo tipo de productos con peróxido de benzoilo y ácido salicílico; ninguno había sido eficaz. La doctora Farris le informó sobre las causas del acné en la edad adulta y le sugirió que durante un mes llevara un diario de lo que comía. Para su sorpresa, Lynn se dio cuenta de que hacia el final de su menstruación, era muy golosa. No se había dado cuenta de que en esos días comía más dulces y productos con azúcar. Comenzó de inmediato el programa Adiós al azúcar. Además, la doctora Farris le recetó un antibiótico tópico y una crema para controlar la grasa de la piel y le sugirió que practicara yoga para lidiar mejor con el estrés. Luego de cuatro semanas, Lynn había bajado cuatro kilos y se sentía más cómoda respecto a su piel. Con un enfoque holístico, la doctora Farris le limpió la cara, le ayudó a lidiar con el estrés y a bajar de peso.

Durante años, la relación entre la dieta y el acné ha sido un tema controvertido en dermatología. A principios de los cincuenta, los libros de texto de esta disciplina sugerían que los pacientes con acné debían evitar comer chocolate, grasas, dulces y bebidas azucaradas. Cuando después de una serie de estudios no se comprobó una relación directa entre estos alimentos y los brotes de acné, dichas recomendaciones se suprimieron de los libros. Sin embargo, en fechas recientes, los dermatólogos han completado el rompecabezas y por fin han identificado que el azúcar es uno de los principales culpables. Todo comenzó con una simple observación: en las culturas no occidentales pertenecientes a islas, en las que la gente come lo que caza y cultiva, el acné es prácticamente inexistente, ni siquiera se presenta en la pubertad. En estas sociedades, la dieta consiste, sobre todo, en verduras y frutas frescas y proteína, no existen los productos procesados, ni los azúcares añadidas. Hasta hace algunos años, era un misterio por qué estas dietas naturales protegían a los adolescentes del acné. Un estudio demostró que las dietas altas en azúcar y los niveles de insulina elevados detonan una cascada hormonal responsable del acné. Estas hormonas estimulan la producción de sebo e incrementan la proliferación de células que bloquean los poros en la piel.

El acné es más que granos

El acné puede ser el indicador de problemas hormonales serios como el síndrome de ovario poliquístico (SOP), el cual lo padece un estimado de quince por ciento de las mujeres en edad reproductiva (el SOP produce ciclos menstruales irregulares y si no se atiende, es una de las principales causas de infertilidad). Es un trastorno hormonal genético, la mayoría de quienes lo padecen tiene un familiar cercano que también lo sufre. Una serie de estudios ha demostrado que después de ingerir azúcar, los niveles de insulina de las mujeres con SOP son mayores que la media debido a la resistencia insulínica. Los ovarios producen cantidades excesivas de andrógenos, los cuales pueden ocasionar acné y crecimiento de vello facial. Las mujeres con este síndrome tienden a subir de peso debido a que el exceso de insulina provoca que se almacene grasa, asimismo, corren el riesgo de padecer enfermedades cardiovasculares, arteriosclerosis y síndrome metabólico. La detección temprana y el tratamiento son fundamentales para prevenir estas enfermedades. Si bien no hay cura para el SOP, es posible resolver los distintos síntomas a través de un tratamiento completo que incluya medicamento y una dieta como Adiós al azúcar, que limite los alimentos procesados, los azúcares añadidas y los carbohidratos refinados para reducir los niveles de glucosa en la sangre.

Esto explica por qué los dermatólogos más innovadores tratan el acné a partir de medicamentos y una dieta para reducir el índice glucémico. Ya conocemos los beneficios de una dieta reducida en azúcares. El programa Adiós al azúcar contribuye a mitigar la tormenta hormonal que provoca el acné, por ello, muchos de nuestros pacientes mejoran con este régimen.

Historias de éxito
Kathy

Kathy es una ejecutiva en la industria de la moda que había tenido problemas de peso durante años. Sus ciclos menstruales siempre habían sido irregulares; en ocasiones, transcurrían tres o cuatro meses entre cada uno de ellos. Acudió a su ginecóloga para hacerse unos estudios, ésta le diagnosticó SOP. Kathy decidió hacer una cita con un dermatólogo para tratar su acné y obtener recomendaciones para el cuidado diario de la piel. La doctora Farris revisó su historial médico, así como sus estudios de sangre. Le explicó que, al controlar la ingesta de azúcar, era posible mejorar su peso y combatir su acné. Kathy comenzó el programa 3 días sin azúcar. Para su sorpresa, bajó dos kilos en dos semanas. "Es la primera vez que he bajado de peso." Hoy, Kathy tiene una dieta baja en azúcar. Entiende que debido a su enfermedad hormonal, es indispensable que siga una dieta baja en azúcares añadidas y carbohidratos refinados para mantenerse saludable.

5 Qué comer

Durante la concepción de esta dieta, fue muy importante dejar lo más claro posible qué se puede comer. Nos quisimos enfocar en los alimentos que están permitidos, en vez de repetir una y otra vez cuáles están prohibidos, para evitar crear la sensación de privación. También sabíamos que sería útil explicar por qué sugerimos comer ciertos productos y evitar otros. Nuestra meta era agruparlos en unas cuantas categorías sencillas para facilitar elegir cuando necesites una proteína, una grasa, un almidón e incluso un postre. (Te darás cuenta de que algunos grupos se solapan. Por ejemplo, las nueces tienen tanto grasa como proteína, de manera que constituyen tu dosis de grasa del día o bien una opción proteínica vegetariana.) Asimismo, subrayamos aquellos alimentos cuyos beneficios son superiores, nuestros superestrellas.

Si te inquieta la preparación de los alimentos, ten por seguro que esta dieta no requiere que prepares cada comida desde cero (consulta las marcas de comidas empacadas en las páginas 273-282). Además de crear más de cincuenta recetas (capítulo 13), te animamos a comer fuera de casa sin temor (capítulo 12). Comprender los fundamentos básicos de los grupos alimenticios te permitirá tomar mejores decisiones a la hora de comer.

Verduras

Te darás cuenta de que ya sea que estés siguiendo el programa 3 días sin azúcar o el de las cuatro semanas, la dieta Adiós al azúcar se basa, sobre todo, en el consumo de verduras. De hecho, durante el programa, es posible comer cantidades ilimitadas, siempre y cuando estén en la lista de verduras permitidas. Lo maravilloso de éstas es que tienen un impacto casi nulo en los niveles de glucosa en la sangre, y al mismo tiempo, te dotan de vitaminas, minerales, antioxidantes y fibras esenciales. Así que en momentos de duda, las verduras son tus aliadas.

Si bien la lista es extensa, de ningún modo está completa ya que existen cientos de verduras deliciosas. La limitamos para facilitarte las cosas, nadie quiere ir al súper con una lista de tres páginas. Si algunas de tus favoritas no están en la lista, no lo pienses y agrégala; a menos que forme parte de la lista de censuradas (página 102).

Verduras de hoja verde

A lo mejor nos parecemos a tu mamá porque repetimos que comas verduras, sin embargo, ella tenía razón. Las verduras de hoja verde como la espinaca o la lechuga oscura son una planta de producción de nutrientes, así como elementos básicos del programa Adiós al azúcar. Estas bellezas son ricas en vitaminas, minerales, fitoquímicos, antioxidantes y fibras esenciales. Las verduras de hoja verde tienen poca o nada de azúcar y un efecto positivo en los niveles de glucosa en la sangre porque la fibra retrasa la digestión, con lo cual previenen que se dispare el azúcar. Según un estudio publicado en el *British Medical Journal*, el consumo de estas verduras podría atenuar de manera dramática el riesgo de contraer diabetes tipo 2. Si estás siguiendo el programa de la *a* a la *z*, sin duda cubrirás tu cuota diaria de verduras de hoja verde.

Si antes de empezar la dieta no eras entusiasta de las verduras, tu estómago requerirá tiempo para ajustarse. Pese a que tanta fibra es saludable, sí altera el aparato digestivo, así que empieza poco a poco con verduras cocidas, no con crudas, para facilitar esta transición. Toma té de hierbabuena en las comidas para evitar inflamación o demasiadas visitas al baño debido a tal cantidad de fibra dietética.

Palabras dulces
Brooke dice:

"¿Te está costando ajustarte a tantas verduras?
Pica bien las ensaladas, es más suave para el estómago."

Verduras crucíferas

Otras verduras verdes como el brócoli, la col, el *kale*, la col china y la coliflor son parte de la familia crucífera. Estas verduras son extraordinarias por su combinación: tienen propiedades anticancerígenas así como cantidades casi nulas de azúcar y calorías. En un resumen publicado por el *Journal of the American Dietetic Association*, a propósito de una investigación que condujeron en los noventa, se destaca que en setenta por ciento o más de los estudios llevados a cabo existe una relación entre las verduras crucíferas y la protección contra el cáncer. Como si esto no fuera suficiente, muchas de ellas poseen betacaroteno, el cual contribuye al crecimiento y restauración de los tejidos, al tiempo que protege la piel de las lesiones por la exposición al sol (causantes del envejecimiento prematuro).

Verduras marinas

Las verduras marinas ya no sólo se comen en el sushi. No son plantas ni animales y pertenecen a la misma familia que las algas. Existe una variedad casi ilimitada y se dividen según su color. Tienen muchos nutrientes como el yodo, un mineral difícil de encontrar al que se le considera tan fundamental para la dieta diaria que en muchos países como Estados Unidos se le añade a la sal. Asimismo, las verduras marinas son ricas en hierro (importante para los vegetarianos), magnesio, calcio, vitaminas B e incluso C. Son bajas en calorías, altas en fibra y no alteran el nivel de glucosa en la sangre. Se encuentran en tiendas de productos orgánicos, naturistas u orientales, así como en el pasillo de alimentos orientales de los supermercados grandes. Algunos ejemplos: el *kelp*, el *wakame* y el *nori*. El *kelp* se utiliza como sustituto de fideos, acompaña muy bien a las sopas y a los platillos sofritos. El *wakame* se combina a la perfección con la sopa miso o tostado y espolvoreado en las ensaladas. El *nori* se utiliza en la elaboración de sushi, pero también se puede comer solo como botana. Estas delicias submarinas son una combinación fabulosa de sabor y nutrientes.

Palabras dulces
Brooke dice:

"No te dejes engañar por las ensaladas de algas en los restaurantes de cocina japonesa: tienen mucha azúcar."

Proteínas

Esta dieta no incluye porciones de carne dignas de un cavernícola, sin embargo, sí contempla una ingesta saludable de proteínas. Sin importar si tu fuente proteínica es la carne magra, los mariscos, las nueces o las legumbres, es un elemento esencial del programa Adiós al azúcar porque te deja satisfecho, saciado y lo más importante: estabiliza los niveles de glucosa. Este programa lo pueden seguir tanto vegetarianos como veganos; consulta los sustitutos vegetarianos y veganos en el recuadro en la página 25.

Carnes magras, aves y puerco

Debido a que la carne magra, las aves y el puerco no tienen azúcar (a menos de que se marinen con una salsa dulce), son alimentos que se permiten en el programa.

Carne roja

No es recomendable comer carne roja más de dos veces a la semana, además, es preferible que ésta provenga de animales alimentados a base de pasto. Se sabe que este tipo de ganado tiene más proteína que grasa saturada, a diferencia del que se alimenta de maíz. Si bien la carne de las reses alimentadas con pasto sí posee grasas saturadas, también es rica en ácido linoleico conjugado (ALC), así como en cromo. El ALC es un ácido graso cuyo efecto positivo en el control de peso se ha demostrado en numerosos estudios, ya que reduce la grasa corporal y aumenta la masa corporal. El cromo es un mineral esencial que se obtiene de los alimentos, o de suplementos alimenticios, y contribuye a que la insulina funcione de manera adecuada, así como a que el organismo metabolice los carbohidratos (y por tanto, el azúcar) de manera más eficaz. La carne de búfalo es rica en cromo y no tiene tanta grasa como la de res.

Aves y cerdo

El pollo, el pavo y el cerdo son fuentes de proteína ideales y contienen poca grasa, así que son los pilares del programa Adiós al azúcar. La proteína de estas carnes te deja satisfecho y disminuye la absorción de los azúcares o almidones que se coman al mismo tiempo. Es un gran aliado cuando consumes un alimento que pueda elevar los niveles de glucosa en la sangre (más información en el capítulo 7). Sólo asegúrate de optar por fuentes de proteínas saludables y naturales, limita la ingesta de tocinos, jamones, salchichas y carnes frías.

Pescados y mariscos

Los mariscos son una fuente extraordinaria de proteínas puesto que tienen un efecto casi nulo en los niveles de glucosa en la sangre. Mejor aún, algunos pescados como el salmón tienen ácidos grasos esenciales (pese a que son necesarios para estar sanos, el organismo no los produce) cuyo impacto en la salud del sistema cardiovascular es notorio. De hecho, un estudio de grandes dimensiones, el Estudio de la Salud de los Médicos, reveló que los hombres con los niveles más altos de estos ácidos grasos en la sangre tienen ochenta por ciento menos riesgo de morir de enfermedades cardiacas que aquéllos con niveles más bajos. Los ácidos grasos esenciales, sobre todo el DHA (derivado del omega-3), también contribuyen a prevenir la resistencia insulínica, pues mejoran la sensibilidad celular frente a la insulina. Al mismo tiempo, son ladrillos para los humectantes naturales de la piel y la mantienen hidratada. (Los ácidos omega-3 se encuentran en otras fuentes, además de los mariscos; consulta la página 79 para saber en cuáles.)

El pescado y los mariscos son fundamentales en la dieta mediterránea. Desde hace tiempo, se ha elogiado esta dieta por sus cualidades y la protección que suponen para el sistema cardiovascular. Además, también se ha demostrado que tiene un impacto positivo en los niveles de glucosa. Un estudio publicado por el *New England Journal of Medicine* comparó los resultados de tres tipos de dietas: un régimen bajo en grasas con calorías limitadas, un régimen mediterráneo con calorías limitadas y uno bajo en carbohidratos sin restricción calórica. La única dieta que tuvo un efecto positivo en los niveles de glucosa fue la mediterránea. Las proteínas y las grasas saludables del pescado son magníficas para combatir la inflamación y mantener la piel hidratada.

Legumbres y nueces

Las legumbres y las nueces tienen diversos beneficios para la salud. Son una fuente vegetariana de proteína, son ricas en fibra, su precio suele ser moderado y es muy sencillo prepararlas.

Legumbres

Las legumbres (chícharos, frijoles como la soya, lentejas y cacahuates) tienen carbohidratos, sin embargo, debido a su constitución y a su contenido de fibra, contribuyen a controlar o disminuir los índices de glucosa.

Las lentejas tienen un alto contenido de fibra soluble e insoluble. La fibra soluble retrasa la absorción de las moléculas de azúcar contenidas en las lentejas, la insoluble pasa por el aparato digestivo sin que el organismo la considere un carbohidrato o azúcar. La fibra de las lentejas y otras legumbres retrasa el proceso digestivo de forma positiva, de manera que la sensación de saciedad es mayor y más duradera; al mismo tiempo, mantiene la glucosa estable.

La soya es una buena fuente de proteínas para los vegetarianos. Se puede comer sin mayor preparación, como el edamame, el tofu o el tempeh. Es indispensable que se consuma sólo en estas presentaciones debido a que puede estar demasiado procesada. La soya procesada se encuentra en muchas presentaciones, como la proteína aislada de soya —proteína vegetal texturizada—, la cual es recomendable evitar. En la medida de lo posible es mejor comer productos orgánicos de soya.

Nueces

Tanto las nueces como las almendras, las nueces de la India, los pistaches, las nueces de Castilla, las pecanas y las nueces de macadamia son una botana ideal, pues son manejables, tienen fechas de caducidad prolongadas y te rescatan los días que tienes antojo. Gracias a su proteína, grasa no saturada (véase la página 79) y fibra, son una fuente de energía extraordinaria. Las nueces son ricas en un aminoácido llamado L-arginina, que se cree contribuye a la salud del sistema cardiovascular. Es recomendable añadir nueces a tus comidas (en el capítulo 7 encontrarás consejos) para retardar la digestión y evitar que los niveles de azúcar se eleven. Las nueces aportan magnesio, calcio y potasio, y también son bajas en sodio (siempre y cuando no tengan sal). Consumir estos minerales combinados y en dosis altas brinda protección contra las fracturas de los huesos, la hipertensión, la resistencia insulínica y las enfermedades cardiovasculares. El magnesio es indispensable para una vida saludable y es vital obtenerlo de la dieta para mantener el organismo en equilibrio, pues además de formar parte de más de trescientas reacciones bioquímicas en el cuerpo, regula los niveles de glucosa. Es un elemento básico de este programa.

Palabras dulces
Brooke dice:

"Las porciones de las nueces dependen de la que se trate:
23 almendras, 21 avellanas, 18 nueces de la India, 19 nueces pecanas,
14 nueces de Castilla, 11 nueces de macadamia y 49 pistaches."

Grasas

Parecería contraproducente comer grasa si estás a dieta, sin embargo, las grasas saludables son indispensables en este programa. La dieta mediterránea tiene fama porque se compone de este tipo de grasas que se obtienen de nueces, semillas y aceitunas, todas ellas esenciales en la dieta. Los ácidos grasos monoinsaturados y los ácidos grasos poliinsaturados, los cuales también contienen ácidos grasos omega-3 —propios de los pescados y mariscos—, han demostrado reducir los niveles de colesterol en la sangre, ser benéficos para la salud cardiovascular y modular la glucosa. En un estudio publicado en 2005, se demostró que una dieta rica en grasas saludables contribuye a paliar la resistencia insulínica, tal vez porque la grasa no se puede convertir en glucosa. Por increíble que parezca, una dieta rica en grasas monoinsaturadas podría prevenir la acumulación de grasa abdominal (un indicador contundente de la presencia de resistencia insulínica y síndrome metabólico). Por si fuera poco, la grasa tiene la capacidad de frenar el apetito porque segrega una hormona llamada colecistoquinina, responsable de la sensación de saciedad. Uno de los puntos fuertes de este programa es que te enseña a elegir las grasas adecuadas, por eso insistimos en consumir como mínimo tres porciones diarias, desde el primer día.

Semillas

Se suele subestimar las semillas, sin embargo, cada pepita tiene propiedades asombrosas. Es bien sabido que las semillas de la linaza tienen efectos positivos para el sistema cardiovascular y que son capaces de disminuir el colesterol. Existe evidencia que señala que, además, pueden mejorar los niveles de glucosa en la sangre. La chía, la prima menos conocida de la linaza, es aún más talentosa. Similar a la semilla de la amapola, al menos en apariencia, la chía es una fuente de proteínas, fibra y ácidos grasos omega-3 (gracias a estos últimos, tiene la capacidad de reducir los niveles de glucosa). Al mismo tiempo, hay evidencia que señala que las semillas de chía ayudan a reducir la grasa del estómago, aquella que contribuye a la resistencia insulínica. Otras semillas como las de girasol, cáñamo y calabaza tienen una grasa saludable llamada ácido linoleico. El *American Journal of Clinical Nutrition* publicó un estudio que identificó un vínculo entre este ácido graso y la pérdida de peso, sobre todo en el área del abdomen, así como con la disminución de los niveles de glucosa en el caso de las mujeres posmenopáusicas.

Nueces

Las nueces son ricas en proteína y en grasa. Casi cada variedad de nuez tiene proteína, fibra y grasas saludables, no así azúcar, por tanto, son muy recomendables para botanear o añadir en las comidas. Comer nueces puede atenuar el riesgo de padecer enfermedades cardiovasculares porque su componente graso interfiere con la absorción de colesterol; este proceso reduce los niveles de lipoproteínas de baja densidad. Al combinar las nueces con otras grasas saludables, fibra y proteína, se mitiga la absorción del azúcar (sobre todo en el caso de las comidas que no están permitidas en el programa Adiós al azúcar, o sea, con alto contenido de azúcar). Piensa en ellas como un sistema de apoyo (en el capítulo 7 se detalla la combinación de alimentos).

Pistaches

Un estudio publicado en el *European Journal of Clinical Nutrition* expuso que consumir alrededor de 60 gramos de pistaches con alimentos ricos en carbohidratos aminora la respuesta glucémica. Los pistaches previenen que se dispare la glucosa en la sangre cuando se combinan con alimentos ricos en azúcares.

El estudio indicó que se puede remplazar el contenido de azúcares y carbohidratos de ciertos alimentos con pistaches —bajos en azúcares y carbohidratos y ricos en proteínas y grasas— para tener reacciones glucémicas favorables. Asimismo, los pistaches poseen un tipo especial de vitamina E llamada gamma-tocoferol, la cual se cree tiene propiedades para hacerle frente al cáncer.

Frutas que contienen grasa

Pocas frutas contienen grasa; es el caso de dos de nuestros alimentos favoritos: el aguacate y el coco. Estas frutas grasas han gozado de mala reputación en el pasado y nuestro objetivo es enmendarlo.

Aguacate

Esta fruta grasa lo tiene todo. Cuenta con veinte nutrientes esenciales, incluida una rica dosis de fibra y grasas saludables. Además, su índice glucémico es bajo y su contenido de fructosa y almidones es casi nulo. La grasa monoinsaturada de los aguacates tiene propiedades antiinflamatorias y benéficas para el corazón. Más aún, los aguacates son ricos en magnesio, un mineral que también se encuentra en nueces, verduras de hoja verde y pescado y al que se le asocia con la capacidad de disminuir diez o veinte por ciento el riesgo de las mujeres de padecer diabetes. Los aguacates son ricos en esteroles, componentes que reducen el colesterol. Nos encantan en licuados, pues les inyectan una dosis saludable de grasa, en ensaladas para obtener una textura cremosa y una porción satisfactoria de grasa, así como solos con un poco de limón a manera de botana.

Coco

A esta pobre fruta se le vilipendió durante la moda de las dietas sin grasa de los noventa, y todavía se tiene que esforzar para demostrar que no es la mala de la película. La grasa del coco es saturada, por lo que se le ha agrupado junto con las carnes frías, la mantequilla y el helado. No obstante, no todas las grasas saturadas son iguales. La pulpa del coco es baja en azúcar, su índice y carga glucémicos son bajos y es rica en un tipo de grasa saludable que además aporta mucha energía. Tanto la pulpa como el aceite del coco tienen un tipo de grasa llamada ácido láurico al que se le atribuyen propiedades curativas porque el organismo lo convierte en monolaurino, el cual presume de cualidades antivirales y antibacteriales.

El principal atributo del aceite de coco son sus ácidos grasos de cadena media (MCFA, por sus siglas en inglés). La diferencia entre este y otro tipo de aceites es el tamaño de sus moléculas grasas. Los aceites vegetales medios y la mayoría de las grasas que se encuentran en el mercado contienen grandes moléculas de grasa llamadas ácidos grasos de cadena larga (LCFA, por sus siglas en inglés). Debido a su tamaño, es muy difícil que el organismo procese estos ácidos, de modo que los almacena como grasa. En cambio los de cadena media son pequeños, se digieren con facilidad y el cuerpo los usa como fuente de energía. Diversos estudios han señalado que los ácidos de cadena media del aceite de coco no se convierten con facilidad en grasas almacenadas, y el organismo tampoco puede usarlos para construir moléculas de grasa de mayor tamaño.

Otro estudio demuestra que el aceite de coco, como suplemento de la dieta, no provoca aumento de peso y, de hecho, reduce la obesidad abdominal. La revista internacional *Diabetes* publicó más evidencia en 2009. Argumentó que una dieta rica en aceite de coco contribuye a proteger el cuerpo contra la resistencia insulínica y a prevenir la acumulación de grasa corporal.

El aceite de coco es un aditamento perfecto para cocinar, pues es estable frente al calor. A menudo al cocinar con otros aceites, las temperaturas altas los convierten en ácidos grasos trans o se queman demasiado rápido, lo cual les otorga un sabor rancio, o los convierte en radicales libres nocivos. El aceite de coco es perfecto para saltear verduras, hacer huevos revueltos o platillos sofritos.

A propósito del agua de coco: esta bebida no es igual que la leche o el aceite de coco, derivados de la pulpa de coco. El agua es un líquido que se forma de manera natural en el núcleo del fruto e hidrata y mantiene los electrolitos equilibrados. El agua pura de coco es ideal para rehidratarse, sin azúcar, después de una sesión extenuante de ejercicio. Sin embargo, el programa Adiós al azúcar no aprueba el agua de coco a la que se le añade saborizantes o jugos.

Aceitunas y aceite de oliva

Cuando hablamos de la dieta mediterránea, lo primero que se nos viene a la mente son las aceitunas y el aceite de oliva. La razón primordial por la que estas frutas pequeñitas y su aceite son tan saludables es por su composición grasa. Las aceitunas y los aceites de oliva poseen ácidos grasos no saturados y polifenoles. Éstos son antioxidantes con propiedades antiglicación. La grasa en las aceitunas y los aceites de oliva son capaces de disminuir el colesterol y los niveles de lipoproteínas de baja densidad (LDL, por sus siglas en inglés) en la sangre, así como la glucosa (¡sí!) e incluso la presión sanguínea.

El aceite de oliva extra virgen, en particular, contiene fitonutrientes y antioxidantes poderosos que tienen un efecto antiinflamatorio en el organismo. Es saludable para el sistema cardiovascular, pues ayuda a reparar y proteger el corazón, el cual sufre con las fluctuaciones de los niveles de glucosa.

Fruta

Como mencionamos en los primeros capítulos, da la impresión de que este régimen es antifrutas, sin embargo, no es así. La fruta es una fuente maravillosa de vitaminas, minerales, antioxidantes y fibra. Al mismo tiempo, tiene una cantidad considerable de azúcar. Este azúcar —fructosa— eleva la glucosa muy rápido, a pesar de que proviene de una fuente alimenticia saludable. Los niveles altos de glucosa no le hacen bien a nadie. Pese a ello, algunas frutas tienen demasiadas propiedades positivas como para pasarlas por alto, incluso si estás monitoreando tu ingesta de azúcar. Las frutas favoritas del programa Adiós al azúcar se caracterizan por sus niveles de glucosa e índice glucémico moderados, y tienen a su favor un elemento adicional que controla la glucosa, o alguna cualidad antienvejecimiento por la que vale la pena comerlas.

Manzana

El refrán "Una manzana cada día, de médico te ahorraría" tiene su razón de ser. Las manzanas son un elemento indispensable de este programa; es la primera fruta que incorporamos a la dieta de la primera semana. Son una fuente de fibra (una equivale a 4 gramos de fibra), disminuyen el riesgo de contraer diabetes, poseen antioxidantes superpotentes y su índice glucémico es bajo. ¡Y todo esto en un alimento que te cabe en la palma de la mano!

Un estudio publicado por el *American Journal of Clinical Nutrition* reveló que las personas que comen manzanas con frecuencia corren menos riesgo de padecer diabetes tipo 2, a diferencia de aquellas que no las comen. ¡Un punto a favor de la fruta prohibida! Otro estudio patrocinado por el Departamento de Agricultura de Estados Unidos (USDA, por sus siglas en inglés) reveló que la pectina, un tipo de fibra, y los polifenoles que las manzanas poseen podrían reformar el metabolismo lipídico y tener cualidades antiinflamatorias. El tercer punto a su favor: otro estudio, éste de la Universidad Estatal de Río de Janeiro, reveló que cuando las manzanas forman parte de las dietas para bajar de peso, las mujeres obtienen mejores resultados, además de que reducen sus niveles de glucosa, a diferencia de las que comen galletas de avena o peras.

Palabras dulces
Brooke dice:

"Para ahorrar tiempo y dinero compra fruta
orgánica congelada: ¡es muy fácil!"

Un componente sobresaliente de la cáscara de las manzanas rojas es la quercetina, un antioxidante de la familia de los flavonoides al que se le atribuye disminuir el riesgo de contraer diabetes tipo 2. Las manzanas también poseen otro flavonoide llamado rutina, el cual impide que los niveles de glucosa se eleven, y permite a los pacientes con diabetes mantenerlos a raya a largo plazo. Por último, esta fruta contiene dos polifenoles: floretina y floricina, los cuales poseen cualidades exterminadoras de azúcar, son capaces de inhibir la absorción de glucosa y prevenir la formación de los temibles PGA. Gracias a estas propiedades antioxidantes las manzanas son las frutas favoritas de este programa. Además, rejuvenecen la piel. Los antioxidantes que poseen son fabulosos para la piel (en el capítulo 9 se detalla por qué). Así que le dimos la vuelta al refrán: "Una manzana al día, del dermatólogo te libraría".

Cítricos

Los limones y las limas son una constante en este régimen, tanto que quizá empieces a arrugar la cara. Tenemos muchos motivos para haberlos incluido; el primero es que logran que el agua simple sepa mucho mejor, de modo que tomarás más. El jugo de estas frutas es una inyección de vitamina C, la cual contribuye a la creación de colágeno, responsable de que la piel luzca más joven y lozana. Los cítricos también poseen un ácido que retarda el procesamiento del azúcar, con lo cual previene las escaladas repentinas (encontrarás más detalles en el capítulo 7).

La toronja es otro cítrico con sello de aprobación ya que mejora la resistencia insulínica y contribuye a bajar de peso. Su índice glucémico y niveles de fructosa son bajos. Se ha comprobado que comer una toronja antes de una comida reduce los niveles de glucosa. El nivel de azúcar de las naranjas es un poco mayor, sin embargo, debido a la fibra y la vitamina C, las consideramos un postre a partir de la tercera semana.

Palabras dulces
Brooke dice:

"Si tienes antojo de azúcar, exprime el jugo
de un limón en un vaso de agua y ¡santo remedio!"

Moras

Las zarzamoras, moras azules, frambuesas y fresas son ricas en antioxidantes, fibra y vitamina C. Los polifenoles de las manzanas también se encuentran en estas frutas; son antioxidantes antiglicación, es decir, combaten el envejecimiento de la piel.

Las moras azules tienen una ventaja: en el estudio que demostró que comer manzanas supone un menor riesgo de contraer diabetes, se descubrió que comer moras azules tiene los mismos resultados. Según el estudio, el riesgo de padecer diabetes tipo 2 de los individuos que comen moras es veintitrés por ciento menor al de quienes no lo hacen. Si bien los niveles de fructosa de las moras son altos, vale la pena incluirlas en la dieta por el impacto favorable que tienen en la piel, así como por disminuir el riesgo de padecer diabetes.

Melón

A partir de la segunda semana se permite comer melón. Pese a que su índice glucémico es elevado, es bajo en fructosa y además contiene nuestros polifenoles predilectos.

Lácteos

Los lácteos son un tipo de azúcar en sí mismos, así que parece una contradicción permitirlos en el programa Adiós al azúcar. Debido a su azúcar natural —lactosa— los eliminamos en el programa 3 días sin azúcar, ya que buscamos desintoxicar el organismo. Una selección adecuada de lácteos es un elemento favorable para este régimen porque contienen proteína y grasas, las cuales retardan la absorción del azúcar. Una selección desatinada con azúcares añadidas o saborizantes (como se discutirá en el capítulo 6) consiste en un postre poco saludable y no en un alimento sano.

Yogur, queso cottage, búlgaros y queso

El yogur natural, el queso *cottage*, los búlgaros (o *kefir*) y el queso forman parte de este programa. Recomendamos lácteos enteros o semidescremados, más no *light* (sí, así es). Permitimos los lácteos en virtud de la grasa, para retrasar la absorción del azúcar de estos productos. Como se mencionó en la sección de grasas en la página 79, la grasa modera el apetito, pues el organismo secreta una hormona llamada colecistoquinina, responsable de la sensación de saciedad.

Yogur

Opta por yogur natural y agrégale especias (como canela) y más adelante las frutas que están permitidas en la dieta, para convertirlo en un alimento delicioso con propiedades saludables. No le tengas miedo a la grasa. Un extenso estudio realizado en Suecia observó a casi veinte mil mujeres durante nueve años, al cabo de los cuales las que incrementaron su consumo de leche entera, perdieron, en promedio, nueve por ciento de su peso corporal. Por otra parte, quienes incrementaron su consumo de lácteos descremados aumentaron, en promedio, diez por ciento de su peso corporal en el transcurso de esos nueve años. Además de la grasa, el contenido proteínico de estos productos lácteos es asombroso. El yogur griego es rico en proteínas por el proceso de filtración al que lo someten, gracias al cual adquiere una textura más consistente y sustanciosa, así como una dosis más alta de proteínas. Todos los yogures y búlgaros contienen probióticos que favorecen la digestión, controlan el volumen del abdomen, combaten contra las bacterias y gozan de otras cualidades saludables.

Queso cottage y queso

Otros lácteos como el queso *cottage* y el queso también son buenas fuentes de grasa y proteína, así como de calcio para fortalecer los huesos. Añadirle treinta gramos de queso feta a la ensalada tiene diversos beneficios: significa una porción de grasa en tu comida, la cual retarda la absorción del azúcar; además, te brinda saciedad más tiempo. El queso feta o de cabra es más sustancioso que el queso añejo ya que se desmenuza.

Recomendamos optar por lácteos orgánicos en la medida de lo posible.

Alternativas a los lácteos

Ya sea porque eres intolerante a la lactosa o porque, simplemente, no te gustan los lácteos, existen diversas alternativas que, en ocasiones, superan a los productos originales. Lo importante es cerciorarse de que no tengan azúcar. Basta con leer la lista de ingredientes (cuidado con los supuestos aditivos "naturales", como jugo de caña evaporado o stevia). En vez de leche o yogur, recurre a la leche de almendras, de coco e incluso de cáñamo. Estos productos son naturales, no tienen azúcar y su índice glucémico es bajo. En años recientes, ha resultado más sencillo encontrarlos. Muchos supermercados tienen alternativas a la leche y al yogur.

Granos

Es común que a los carbohidratos se les considere el enemigo número uno en muchas dietas. Si bien algunos de ellos merecen ese título (en nuestra opinión, el pan y el arroz blancos deberían estar en la lista de los más buscados), hay numerosas variedades que merecen reconocimiento y atención. Las fuentes sanas de carbohidratos a base de granos dotan a la dieta de fibra, vitaminas, minerales y más. No le tengas miedo a los granos, respétalos y cómelos en porciones adecuadas. A continuación enlistamos nuestros granos favoritos. Algunos te resultarán desconocidos; te invitamos a probarlos, estamos seguras de que te fascinarán sus sabores.

Quinoa

A la quinoa se le considera un supergrano por muchas razones. En principio es una fuente de origen no animal del tipo de proteína que contiene todos los aminoácidos necesarios para que el organismo construya moléculas de proteína. La quinoa es un grano integral no refinado al que no se le ha despojado de sus nutrientes saludables, por lo que conserva fibra, proteína y grasas saludables. Gracias a este historial, la quinoa tiene un impacto mínimo en los niveles de glucosa, su índice glucémico es bajo y es muy versátil (en la página 251 encontrarás nuestras recetas favoritas).

Trigo sarraceno

A pesar de su nombre, el trigo sarraceno no es trigo. De hecho es la semilla de una fruta (aunque su sabor no es dulce) similar a la semilla de girasol. Estas semillas se pueden comer solas (añádelas al yogur como aditamento crujiente) o bien en forma de harina o tallarines (*soba*), *kasha* o salvado. Lo especial del trigo sarraceno es su habilidad para disminuir los niveles de glucosa en la sangre. Se ha comprobado en un estudio que uno de sus componentes, el D-chiro-inositol, los reduce entre doce y diecinueve por ciento. El D-chiro-inositol no se encuentra con frecuencia en otros alimentos y se ha demostrado que desempeña un papel fundamental en el metabolismo de la glucosa y en la comunicación celular. La presentación más frecuente del trigo sarraceno son los granos de *kasha,* la cual se come como cualquier otro grano; es una guarnición deliciosa y una opción caliente inmejorable para el desayuno. Los fideos de *soba* son otra forma de comer trigo sarraceno; tienen proteína y fibra, con lo cual retardan la absorción del azúcar, y su índice glucémico es bajo, por ello son otros favoritos en el programa Adiós al azúcar. Los granos de trigo sarraceno son las cáscaras de las semillas de la planta. Estas semillas crujientes tienen un sabor suave, sin embargo, le añaden textura al yogur como alternativa del cereal.

Palabras dulces
La doctora Farris dice:

"La niacina de los granos integrales
le otorga a la piel un brillo rosado."

Otros granos integrales

La avena, el amaranto, el arroz integral, la cebada y el bulgur son otro tipo de granos integrales con muchos nutrientes. El índice glucémico de todos ellos es bajo y son ricos en fibra. La avena es famosa por las propiedades benéficas para el corazón, dada la fibra soluble que la conforma. La fibra soluble te brinda una sensación de saciedad duradera y reduce el colesterol malo.

Pasta

La mayoría de las pastas tienen mucha azúcar, sin embargo, en años recientes han surgido variantes más sanas. Marcas como Barilla han lanzado pasta ricas en proteína o integrales; se encuentran con facilidad y tienen muy buen sabor. En el próximo capítulo detallamos por qué evitamos la pasta blanca, sin embargo, porciones adecuadas de pasta integral o enriquecida con proteínas son bienvenidas en la dieta. (A partir de la tercera semana ya podrás comerla.)

Bebidas

Te habrás dado cuenta de que a lo largo del programa, te aconsejamos que bebas agua, té verde o infusiones herbales, café e incluso vino. (Advertencia: si no tomas alcohol o eres menor de edad, es evidente que éste debe excluirse de la dieta.) La bebida por excelencia tendrá que ser siempre agua.

Agua

Todos sabemos que es necesaria para el funcionamiento del organismo, pero el agua es más que una herramienta de hidratación. En un estudio publicado por la revista de la Asociación Estadunidense de Diabetes, *Diabetes Care*, se relacionó la ingesta deficiente de agua con los altos niveles de glucosa. Los adultos que bebían sólo dos vasos de agua al día (apenas medio litro) eran más propensos a concentrar altos niveles de glucosa en la sangre. La relación se explica mediante una hormona llamada vasopresina, la cual regula la retención de líquidos. Cuando te encuentras deshidratado, los niveles de vasopresina aumentan para alertarle a los riñones que almacenen agua. Sin embargo, estudios sugieren que existe una relación entre los altos niveles de vasopresina y de glucosa en la sangre. Si bien es necesario realizar más estudios para comprobar esta conexión, el agua es un factor crucial para la salud general. La deshidratación se hace evidente en la piel: luce más vieja y arrugada y con menos elasticidad. ¿Todavía no tienes sed?

Vino tinto

Sí, el vino tinto forma parte del programa Adiós al azúcar y no es porque queramos que te pongas alegre, sino porque contiene antioxidantes poderosos como el resveratrol. Se trata de un polifenol al que se le considera el rey en el mundo de los antioxidantes. Al resveratrol se le atribuyen varias cosas: disminuir los niveles de glucosa en la sangre, prevenir el daño de los vasos sanguíneos, reducir los niveles de colesterol LDL, así como favorecer la longevidad.

En el vino tinto, el resveratrol proviene de la piel de las uvas que se emplean en su preparación. El vino tinto se fermenta con la piel de la uva durante más tiempo que el blanco, por lo que es una fuente potente de resveratrol. Si no tomas, no tienes que empezar a hacerlo porque puedes comer uvas a partir de la tercera semana, sólo monitorea las porciones.

Diversos estudios han arrojado resultados prometedores sobre este antioxidante. Se ha confirmado que el resveratrol que obtenemos de la dieta imita los beneficios de una restricción calórica casi imposible de conseguir, entre ellos mejorar la salud cardiovascular y limitar las enfermedades asociadas con la edad. Asimismo, facilita el metabolismo de la glucosa y mitiga la sensibilidad insulínica. A la fecha se llevan a cabo estudios para validar las diversas cualidades de este antioxidante estrella. La pregunta más importante parece ser si en verdad aumenta la longevidad. Sólo el tiempo lo dirá. Por ahora, nos parece razonable sugerir que disfrutes una copa de vino en la tarde; quién sabe, a lo mejor hasta te sienta bien. ¡Salud!

Palabras dulces
La doctora Farris dice:

"Cuando hagas té verde, no tires las
bolsas de té. Mételas al refrigerador
y utilízalas como compresas debajo de los ojos."

Té verde

A estas alturas, este color te resultará familiar. Las cualidades del té verde no son ninguna novedad. Su reputación se debe a su alto contenido de antioxidantes llamados flavonoides. En el té verde, estos flavonoides reciben el nombre de catequinas, los cuales son muy poderosos —son incluso más eficaces para prevenir el daño oxidativo de las células que las vitaminas C y E— y se les atribuye mitigar los riesgos de padecer distintos tipos de cáncer. Aquellos que consumen té verde, negro y *oolong* de manera regular tienen menos probabilidades de contraer enfermedades cardiacas, pues estas bebidas previenen la oxidación del colesterol LDL, estimulan los niveles de colesterol HDL y mejoran la función arterial. Un estudio a gran escala realizado en Europa encontró una relación entre los bebedores de té y una baja probabilidad de contraer diabetes. El estudio concluyó que el riesgo de padecer diabetes de los individuos que toman por lo menos cuatro tazas de té al día es casi dieciséis por ciento menor que el de quienes no lo toman. Los polifenoles del té verde también tienen cualidades de antiglicación. Algunos estudios han demostrado que la ingestión de extracto de té verde inhibe la acumulación de PGA, asociada con el envejecimiento.

Además de ser saludable, es un auxiliar en la pérdida de peso. Según un estudio que publicó el *American Journal of Clinical Nutrition*, el consumo diario de té con altos niveles de catequina (como el verde) es capaz de reducir la grasa corporal. Otro estudio puntualizó que el té verde ayuda a incrementar la sensación de saciedad después de una comida, de modo que es más probable que quienes lo toman ingieran menos calorías y se sientan más satisfechos. ¡Salud por eso!

Hierbas y especias

Cuando empieces a cocinar con nuestras especias, en seguida te familiarizarás con el pasillo de hierbas y especias de tu supermercado local. Con estos condimentos puedes darle muchísimo sabor a la comida sin necesidad de añadir sodio, azúcar ni calorías adicionales. Diversos estudios han comprobado que algunas tienen un impacto positivo en la salud, reducen la inflamación y los niveles de glucosa y previenen el proceso de glicación.

El proceso de glicación ocurre cuando el azúcar en la sangre se aferra a las proteínas del organismo, como el colágeno y la elastina, y las torna rígidas e inflexibles, sin capacidad de recuperación. El resultado es una piel con más arrugas. Algunas especias como el jengibre, la canela, el pimentón y los clavos son las más potentes para prevenir la glicación. Lo mismo que las hierbas como la salvia, la mejorana, el estragón y el romero. Un estudio publicado en el *Journal of Medicinal Foods* ratifica esta tesis, pues descubrió amplia relación entre el contenido antioxidante de las hierbas y las especias y su habilidad para prevenir la glicación y la formación de los temibles PGA.

Palabras dulces
La doctora Farris dice:

"Elige alimentos más coloridos,
pues contienen más antioxidantes."

Canela

La canela es una de las especias predilectas de la dieta Adiós al azúcar, pues le permite al organismo ser más sensible a la insulina. En resumen, despierta las células para que huelan la insulina y trabajen para procesar el azúcar como es debido. Asimismo, una investigación en Paquistán (el país natal de la canela) señaló que los niveles de glucosa en la sangre de los pacientes con diabetes tipo 2 que consumían canela disminuían casi treinta por ciento.

Cúrcuma

Esta especia de un amarillo radiante es pariente del jengibre y se utiliza en la cocina india (es el ingrediente que le otorga ese color maravilloso a los *curries* y los platillos *tandoori*). Según numerosos estudios, la cúrcuma tiene efectos saludables en el organismo: previene que se formen agentes cancerígenos en las carnes fritas, a la parrilla o asadas; el componente activo de la cúrcuma, la curcumina, inhibe el crecimiento y progreso de varios tipos de cáncer. Se cree que la India tiene una tasa muy baja de Alzheimer debido a las cantidades de cúrcuma que ahí se consumen. (Otros estudios han mostrado que al cocinar, el poder de la cúrcuma se potencia al añadir pimienta negra recién molida.

Las hierbas y especias son igual de eficaces al utilizarse como té. Muchas marcas han creado sabores extraordinarios para que goces de sus beneficios.

Todas las hierbas y especias son ricas en antioxidantes y tienen efectos positivos para la salud; te sugerimos darle un toque picante a tus comidas.

Lista de alimentos estelares

Avena	Manzanas
Brócoli	Mora azul
Chía	Pistaches
Chocolate amargo	Salmón orgánico
Huevos	Tallarines de soba
Kale	Té verde
Lentejas	Yogur griego

Chocolate

Para la tercera semana del plan, el chocolate amargo nunca te habrá parecido tan apetitoso. El chocolate amargo con alto contenido de cacao (de más de sesenta y cinco por ciento) tiene propiedades maravillosas, por eso es el único postre aprobado en el programa Adiós al azúcar. Su currículum es impresionante: contiene muchos antioxidantes, como los flavonoides (igual que las manzanas), que protegen las células de los radicales libres y del estrés oxidativo. Los estudios han demostrado que los flavonoides del chocolate amargo tienen la capacidad de reducir la presión sanguínea, pues producen óxido de nitrógeno, el cual relaja los vasos sanguíneos y con ello facilita el flujo de la sangre. El ingrediente principal del chocolate amargo, el cacao, disminuye el colesterol LDL, pues impide que el intestino lo absorba. El *British Medical Journal* publicó un estudio que revela que el chocolate amargo se puede considerar una cirugía de bajo costo para las personas que corren el riesgo de padecer enfermedades cardiovasculares. Estos resultados se refieren al chocolate amargo con alto contenido de cacao, así que si estabas pensando en tus barras de chocolate favoritas, olvídalo. No están permitidas porque tienen toneladas de azúcares añadidas y no están hechos a base de chocolate amargo de calidad.

Otro efecto positivo de esta sustancia amarga es que te mejora el humor. A veces, seguir una dieta (incluso si es tan bondadosa como ésta) te puede poner de mal humor. Por fortuna, para la tercera semana, ya no tendrás pretexto para tener el ceño fruncido. El chocolate amargo estimula la producción de químicos en el cerebro llamados endorfinas, responsables de la sensación de placer. Además contiene serotonina, un antidepresivo natural. Los flavonoides del chocolate amargo podrían tener propiedades positivas para la piel. En un estudio se comparó el chocolate amargo, rico en flavanol (un tipo de flavonoide), con chocolate regular con poco flavanol, y las personas que comieron chocolate amargo todos los días durante tres meses reflejaban mayor protección contra los rayos ultravioleta. No estamos sugiriendo que cambies el bloqueador solar por el chocolate, sin embargo, los resultados indican que hace más que satisfacer un antojo.

Si bien es cierto que el chocolate no tiene repercusiones directas en la reducción de la glucosa en la sangre, contiene grasas naturales que retardan la absorción de los azúcares que contiene. El chocolate también ayuda a mantenerse delgado. Un estudio publicado en la revista *JAMA Internal Medicine* reveló que los individuos que comían chocolate un par de veces a la semana tenían un índice de masa corporal (IMC) más bajo que quienes lo comían con menos frecuencia. Esto se puede deber a que uno de sus antioxidantes, la epicatequina, tiene la capacidad de acelerar el metabolismo. Es otra razón por la que el chocolate es una golosina que aprobamos, siempre y cuando se controlen las porciones.

Alimentos nuevos y cómo comerlos

Es probable que no conozcas algunos de los alimentos que mencionamos. En el centro de operaciones de Adiós al azúcar nos gusta recomendar alimentos nuevos y saludables. A continuación, un cuadro breve que resume las propiedades de algunos de nuestros favoritos, con sugerencias para prepararlos durante la dieta.

ALIMENTO	POR QUÉ	CÓMO PREPARARLO
Semillas de chía	Estas semillitas parecidas a las de la amapola contienen dosis altísimas de ácidos grasos omega-3 y fibra al por mayor.	Pudín de chía (página 213) o espolvoréalas en el yogur para una consistencia crujiente.
Semillas de cáñamo	Estas semillas con sabor a nueces son una fuente completa de proteína vegetariana, y son ricas en fibra y omega-3.	Espolvoréalas en las ensaladas, la avena, en batidos o licuados, *hot cakes* (nuestra receta en la página 213) o crudas.
Semillas de linaza	Estas semillas color café tienen abundante ácido alfa-linolénico, un ácido graso omega-3.	Espolvoréalas en un *parfait* o avena, utiliza su aceite en los batidos o licuados o incorpóralo a los aderezos para las ensaladas.
Kelp	El *kelp* es rico en vitaminas B, C y E, antioxidantes poderosos.	Los tallarines de *kelp* son deliciosos en platillos asados y sopas, incluso en ensaladas.
Mantequilla y aceite de coco	La mantequilla y el aceite de coco contienen ácidos grasos de cadena media que se convierten en energía y no en grasa almacenada.	Unta un poco de mantequilla en unos *hot cakes* de avena y queso *cottage* (página 213) o galletas saladas. Utiliza el aceite para saltear y cocinar.
Frituras de *kale*	Las frituras de *kale* se hacen a base de esta verdura, rica en hierro, que está cargada de antioxidantes y fibra.	Las frituras pueden comprarse o hacerse en casa; son una alternativa crujiente para comer estas verduras de hoja verde.

6 Qué *no* comer

Ya que nos enfocamos en la parte positiva de la dieta, en todos los alimentos nutritivos que debes consumir de manera regular, es preciso que te alertemos de otros que son contraproducentes y que podrían sabotear tu dieta. Este capítulo te explica por qué necesitas abstenerte de algunos de tus productos consentidos.

Historias de éxito
Lance

"He tenido sobrepeso durante años y casi a diario padezco de dolor en las articulaciones, sobre todo en los tobillos y las rodillas. En el trabajo estoy de pie todo el día, así que sufro bastante al terminar la jornada. Cuando empecé la dieta, me sentí mejor casi de inmediato, la diferencia fue increíble. Desaparecieron los dolores en un par de días y bajé cinco kilos en cuatro semanas. Cuando hago trampa, porque a veces lo hago, vuelven los dolores. Antes de empezar con el programa, era adicto a la coca-cola de dieta, no me costó trabajo dejarla. Ahora sólo tomo bebidas saludables, sobre todo agua con limón. He conseguido bajar once kilos y me siento estupendo. No tengo hambre ni dolores en las articulaciones, pero sí mucha energía."

Palabras dulces
La doctora Farris dice:

"Resulta que los mitos eran ciertos:
ciertos alimentos provocan los brotes de acné."

Harina blanca

En el capítulo 3 detallamos el proceso de refinamiento que convierte un grano en un engendro de azúcar. Cuando al trigo se le despoja del salvado y el germen, se obtiene un carbohidrato simple que el organismo absorbe muy rápido. El resultado de esta absorción es una tendencia a comer más porque no te invade la sensación de saciedad que tendrías si hubieras ingerido un alimento con fibra o proteína. El trigo tiene un carbohidrato llamado amilopectina A; cuando forma parte de la harina blanca es extra-potente porque la carencia de fibra lo obliga a convertirse más fácilmente en glucosa que cualquier otro carbohidrato. Más aún, el índice glucémico de la harina blanca es muy elevado. En 2004, la revista médica británica *The Lancet* publicó un estudio que demostró que una dieta con un índice glucémico alto provoca que el cuerpo almacene grasa en vez de que utilice esas calorías para quemar músculo.

La harina blanca moderna (comparada con la que comían nuestros ancestros) tiene un tipo de proteína llamada gliadina. Ésta induce un efecto placentero en el cerebro e incrementa el apetito, una de las razones por las que los alimentos hechos a base de harinas blancas, como la pasta, encabezan la lista de los platillos caseros más populares.

Otro platillo casero infaltable que es más que un amigo, un enemi-go, es el ubicuo *bagel*. En estos días, un *bagel* sencillo de tamaño promedio tiene las mismas calorías y azúcares que cinco rebanadas de pan blanco, así que supone una sobrecarga de azúcar. Te deja sin energía y te invita a recurrir a otro producto que no es saludable. En resumen, opta por los granos integrales y limita tus porciones.

Todos los carbohidratos blancos refinados (presentes en la mayoría de los alimentos procesados y empacados), sobre todo pasta blanca, bagels, galletas, tortillas de harina y pan blanco.

EVITA

Arroz blanco

En apariencia, el arroz blanco es inofensivo, sin embargo, no es más que azúcar en un tazón. El proceso de refinado al que se somete deja un grano de arroz integral en el endospermo, un almidón sin fibra y fácil de digerir. Si bien es cierto que el índice glucémico del arroz varía según el tiempo de cocción y el tipo de arroz, el índice glucémico de todos los arroces blancos es elevado y causa que los niveles de azúcar se eleven por los cielos al comerlos. Los alimentos ricos en almidones y sin fibra también suelen consumirse en porciones mayores porque sin fibra que retarde la digestión, no te sientes satisfecho al consumirlos. Estudios recientes han apuntado que comer arroz blanco puede incrementar los niveles de glucosa en la sangre de forma significativa, sobre todo si se come de manera regular y en porciones grandes. Un estudio señaló que con cada porción diaria de arroz blanco, el riesgo de padecer diabetes aumenta once por ciento. Recurre al arroz integral, o a otros granos ricos en fibra como la quinoa.

El arroz blanco.

EVITA

101

Verduras ricas en almidón

No parece correcto poner cualquier verdura en la lista de alimentos no recomendados, sin embargo, algunas son almidones disfrazados de verduras. El elote, las papas, el camote, la calabaza de invierno (tipo *butternut* y *pumpkin*) y el betabel son ricos en almidones, además de que su índice glucémico es alto (como hemos aprendido, significa que al comerlos, los niveles de glucosa en la sangre se elevan a toda velocidad). Sin duda alguna, estas verduras tienen propiedades saludables por las vitaminas y minerales que contienen; son mejores alimentos que un postre, así que no antepongas un pastel a una calabaza. Sin embargo, si quieres los mejores y más rápidos resultados de esta dieta, estas verduras no pasan la prueba.

EVITA — Papa, elote, camote, calabaza de invierno y betabel.

Frutas con un índice glucémico elevado

Igual que con las verduras almidonadas, no comer plátano, piña ni sandía parece contradecir todo lo que sabemos de una alimentación saludable. Si bien estas frutas tienen diversos beneficios para la salud, tienen mucha azúcar y es mejor evitarlas. Preferimos que elijas frutas con menos azúcar para que tengas menos estragos en los niveles de glucosa y no provoquen desequilibrios insulínicos. Con tantas opciones saludables, no creemos que las extrañarás. Incluso una fruta muy dulce te puede hacer recaer, así que mejor come una manzana o unas moras.

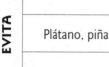

EVITA — Plátano, piña y sandía.

Fruta seca

La fruta se seca para que dure más tiempo y se pueda transportar sin que produzca desperdicios. Es una buena opción si eres un alpinista profesional y sólo puedes cargar cierta cantidad de comida y necesitas energía al instante. Para la mayoría de nosotros, la fruta seca no debería ser un refrigerio frecuente. El proceso de secado despoja a la fruta de líquido, de modo que se convierte en una versión más condensada y por lo tanto, con más azúcar. Es común que frutas secas como los arándanos tengan azúcares añadidas y con ello incrementen demasiado rápido el nivel de glucosa en la sangre. La fruta seca tiene vitaminas, minerales y algo de fibra, no obstante, su contenido de azúcar pesa más que sus cualidades. Si bien es cierto que comer fruta seca es más nutritivo que comer dulces, de todas formas provoca subidas de glucosa. Por algo se les llama "dulces naturales".

Todas las frutas secas, sobre todo dátiles, arándanos, pasas y ciruelas pasas.

EVITA

Lácteos endulzados

Los lácteos son un tipo de azúcar, no obstante, son parte de la dieta de la primera semana porque su contenido proteínico retarda la absorción de ese azúcar. Como se dijo en el capítulo 5, todos los lácteos que recomendamos no deben tener azúcar: queso *cottage*, queso, leche, yogur, sustitutos de lácteos sin azúcares añadidas.

Muchas leches de soya y otros sustitutos contienen azúcares añadidas por lo que es mejor evitarlos, igual que lácteos saborizados, como la leche con chocolate.

Los yogures que invaden los refrigeradores de los supermercados son versiones dulces de lo que este producto tendría que ser (duplica o triplica el contenido de azúcar si se trata de helado de yogur). También nos referimos a los supuestos yogures naturales con fruta en el fondo; así es, están infestados de azúcar (si tienes dudas, consulta la lista de ingredientes). Si no te gusta el yogur natural, condiméntalo con canela, moras frescas y espolvoréalo con almendras tostadas. No vas a extrañar ese azúcar innecesaria para nada.

EVITA	Leche o sustitutos de leche endulzados, yogur o queso *cottage* saborizado.

Jugo

Nada llega al flujo sanguíneo más rápido que un jugo de fruta. Debido a que no conserva proteína ni fibra, es una forma rápida y fácil de elevar los niveles de glucosa en la sangre. El jugo de fruta es innecesario y preferimos que te comas una pieza de fruta para que la mastiques (es más sustancioso), además de que la fibra retarda la absorción del azúcar. Los jugos de verduras son un poco mejores, sobre todo si son de verduras verdes. Sin embargo, es frecuente que se mezclen con fruta para darles mejor sabor, así que tampoco se recomiendan. Si te interesan los jugos verdes, añade una sola pieza de fruta, de preferencia una manzana. Le dará un sabor dulce sin el exceso de azúcar y puede ser tu porción de manzana del día. Incluso las marcas de jugo que aseguran tener menos azúcar te causarán el mismo efecto. Una alternativa: sirve agua en una jarra, agrega rebanadas de pepino o limón y enfría. Deliciosa, hidratante y sin azúcar.

EVITA	Jugo de fruta, jugo de verdura con fruta.

Refrescos

Sin importar si son de dieta o no, los refrescos están completamente prohibidos en el programa Adiós al azúcar. El refresco no tiene ningún nutriente; no es más que una mezcla de químicos, colores artificiales y azúcar líquido. No debería ser parte de ninguna dieta saludable. Como ya mencionamos, no existe evidencia que demuestre que es seguro consumir edulcorantes artificiales; por el contrario, estudios recientes sugieren que cuando se trata de insulina y niveles de glucosa en la sangre, son tan malos como el azúcar. Así que por favor evítalos a toda costa. ¡También el refresco de dieta! Un estudio publicado en el *American Journal of Clinical Nutrition* reveló que las personas con una dieta saludable —rica en frutas y verduras frescas— que tomaban refresco de dieta corrían mayor riesgo de contraer síndrome metabólico que quienes no los tomaban. Otro estudio a largo plazo indicó que en el transcurso de diez años, las cinturas de quienes toman refresco de dieta crecieron setenta por ciento más que las de los que no los toman. La probabilidad de subir de peso de quienes toman más de dos refrescos de dieta al día es casi cinco veces mayor que la de quienes no.

Si te parece que el refresco de dieta mitiga tus antojos de azúcar, hace todo lo contrario: consumir edulcorantes artificiales te arruina el paladar. Son mucho más dulces —algunos casi setecientos veces más dulces— que el azúcar y producen un desequilibrio en la sensibilidad de las papilas gustativas, lo cual impide percibir el verdadero sabor de lo dulce. Como consecuencia, las ganas de consumir más azúcar, real o falsa, es mayor. Al terminar el programa 3 días sin azúcar, empezarás a saborear los azúcares naturales en los alimentos como nunca lo habías hecho. Cuando renuncies a los sabores artificiales, descubrirás la dulzura natural en alimentos inesperados —incluso las almendras son dulces— y apreciarás los sabores dulces, naturales y saludables.

Refrescos, refrescos de dieta, edulcorantes artificiales de cualquier tipo.	**EVITA**

7 Cómo comer

El objetivo del programa Adiós al azúcar es cambiar tus hábitos alimenticios para que consumas menos azúcar y más alimentos deliciosos ricos en fibra, antioxidantes y nutrientes de todo tipo. Una vez que aprendas a hacerlo, te sentirás más saciado, no te desplomarás a medio día y tampoco se te antojará comer azúcar a toda hora. Para lograrlo, tienen que suceder una serie de cosas. Primero, necesitas saber qué comer (capítulo 5), qué evitar (capítulo 6) y, por último, conocer cómo interactúan los alimentos para optimizar tus resultados. En este capítulo describimos cuándo, cómo y qué alimentos deben combinarse. Algo tan sencillo como asegurarte de consumir proteína o grasa en una comida puede marcar la diferencia en cómo la digieres.

¿Cuando llegas a un restaurante empiezas a llenarte con el pan antes de que te sirvan tu platillo? ¿Sueles saltarte el desayuno y más tarde comes de más? ¿Qué hay del agua?, ¿te sientes hidratado ahora mismo? Se trata de errores comunes que todos cometemos. A continuación te damos nuestras sugerencias para evitar estos resbalones. Síguelas y verás que bajarás de peso, y te sentirás y verás mejor más rápido.

Desayuna todos los días

Así es, no es la primera vez que lo oyes y también aquí lo sugerimos. El desayuno es importante por muchas razones, la primera, porque despierta el metabolismo tras una noche entera de ayuno. Después de horas de no comer, el desayuno te permite reabastecerte para recuperar la energía. Los estudios han demostrado que las personas que se saltan el desayuno tienden a manifestar mal humor, les falla la memoria y tienen poca energía. A la vez, es más probable que suban de peso por dos razones: la primera, el ayuno prolongado incrementa la respuesta del cuerpo a la insulina; como consecuencia, se almacena grasa y se sube de peso. La segunda, saltarse el desayuno te incita a comer de más durante el día y da origen a elecciones desatinadas, como sucumbir ante la máquina expendedora de golosinas, o comerte una dona con tu café. Si no te parece suficiente, una investigación ha señalado que quienes acostumbran desayunar corren menos riesgo de padecer diabetes tipo 2. Un estudio publicado en 2012 en el *American Journal of Clinical Nutrition* monitoreó a casi treinta mil hombres y reveló que el riesgo de contraer diabetes de los individuos que no desayunan aumenta más de veinte por ciento en comparación con los que sí. El mecanismo exacto que explique esta tendencia no es del todo claro, pero parece que el desayuno estabiliza los niveles de glucosa en la sangre durante todo el día.

Historias de éxito
Jocelyn

"Antes de empezar la dieta estaba algo nerviosa. No estaba segura de cómo reaccionaría mi cuerpo no sólo a la abstinencia de azúcares procesadas y refinadas, sino también naturales. Me llevé una grata sorpresa cuando renuncié a ellos con mucha facilidad. Los primeros tres días modifiqué mi dieta de manera rotunda, me apegué al programa y pronto me di cuenta de que además de ser capaz de vivir sin tanta azúcar (sobre todo edulcorantes artificiales), disfruto el sabor natural de mi café y comidas. Desde que mi dieta se centró en verduras y carne magra noté que ya no me sentía inflamada después de cada comida, mi piel lucía radiante y me sentía alerta. Bajé dos kilos en pocos días. En las semanas subsecuentes me entusiasmaba la idea de empezar a comer fruta, queso y galletas ricas en fibra de vez en cuando. Mis antojos de azúcar también disminuyeron considerablemente. En general, tenía menos hambre y después de comer me sentía más satisfecha. Si buscas cambiar tu cuerpo y tu vida, te recomiendo mucho esta dieta."

Las virtudes de los refrigerios

Te parecerá que en la dieta Adiós al azúcar nunca dejas de comer porque contempla consumir refrigerios durante el día. Es gracias a la inclusión de estos refrigerios compuestos por alimentos permitidos que esta dieta funciona. Primero que nada, comer porciones modestas con frecuencia estabiliza los niveles de glucosa en la sangre, ya que ésta no cae ni se eleva de forma drástica a lo largo del día. Otra ventaja es que para cuando comes, no te estás muriendo de hambre. Lo último que queremos es que optes por alimentos inadecuados, o que devores tu siguiente comida (por saludable que ésta sea) porque estás hambriento. La idea es que utilices tu buen juicio para tomar decisiones acertadas. Considéralo: si tuvieras una reservación para cenar en un restaurante a las ocho de la noche y no hubieras comido nada desde la una de la tarde, ¿tendrías la paciencia para leer el menú con calma y encontrar algo que te gustara? Incluso si comes en casa, ¿cuántas veces tienes tanta hambre que rascas las paredes hasta que está lista la siguiente comida? A todos nos ha pasado. Si comes los refrigerios incluidos en esta dieta, cada vez que te sientes a la mesa te esperará una comida exitosa.

Prepárate para hacer muecas

¿Cuando comes fuera acostumbras a quitar el limón que decora tu vaso de agua? No lo hagas. El limón, la lima e incluso el vinagre son auxiliares para retardar la digestión. Los limones y las limas están llenos de polifenoles, los antioxidantes estelares que neutralizan los radicales libres y previenen la formación de esos desagradables PGA. Los permitimos en el programa 3 días sin azúcar porque su índice glucémico es mínimo y casi no contienen fructosa. Además, son ricos en vitamina C, la cual estimula la producción de colágeno.

El vinagre no es un simple condimento agrio. Un estudio conducido en Suecia reveló que añadir vinagre a una comida reduce los ascensos de glucosa e insulina en la sangre e incrementa la sensación de saciedad. Es probable que esta reacción se deba al ácido acético del vinagre, el cual retrasa la digestión, y por lo tanto, la absorción del azúcar. El sabor es sustancioso y puede incitar a consumir menos calorías si se incluye en una comida. Rocía verduras crudas con vinagre de vino tinto, prepara nuestra vinagreta (página 212) para condimentar tus ensaladas o combínala con aguacate para hacer una pasta untable. Como quiera que incorpores estos aditamentos a tu paleta de sabores, tendrán un impacto saludable en tu organismo, así que ¡a hacer muecas!

Palabras dulces
Brooke dice:

"Si trabajas frente a un escritorio todo el día, coloca una botella de un litro de agua a tu lado y procura terminártela antes de tu hora de salida, así sabrás que te has hidratado durante el día."

A beber

El agua es esencial para llevar una vida saludable. La maravillosa fórmula H_2O comprende sesenta por ciento de la masa corporal (y setenta por ciento del cerebro) y todos los sistemas del organismo dependen de ella. Es necesaria para varias cosas, desde deshacerse de toxinas hasta transportar nutrientes a las células. Un estudio con fondos del Instituto de la Salud Pública e Investigación del Agua de Estados Unidos reveló que tomar agua antes de cada comida favorece la pérdida de peso ya que da la sensación de saciedad. Es muy común confundir la sed o la deshidratación con el hambre. Cuando satisfacemos la sed, entonces podemos establecer cuánta hambre tenemos de verdad, así que le podemos poner más atención a lo que estamos comiendo en vez de comer de más.

Al mismo tiempo, la hidratación afecta la calidad y apariencia de la piel. La piel deshidratada pierde elasticidad o se torna flácida, por lo que aparenta mayor edad. Cuando los doctores quieren establecer qué tan hidratado está un paciente, examinan su piel para determinar si bebe suficiente agua.

El agua también inyecta energía. Incluso la deshidratación moderada te despoja de energía y te hace sentirte cansado. En ese caso, en vez de tomarte un café o un refrigerio dulce, tómate un vaso de agua para rendir más.

La proteína es primero

Igual que combinar vino tinto con carne roja potencia los sabores, combinar ciertos alimentos supone varios beneficios. Una de las combinaciones más importantes consiste en asegurarse de que al consumir carbohidratos o azúcares, se coma también proteína. Las razones son varias.

En primer lugar, la proteína es sustanciosa. Sin importar su fuente, te hace sentirte satisfecho, por lo que durante la comida se consumen menos calorías. Del mismo modo, empezar cada comida con una fuente magra

111

de proteína (véase página 75) previene que el azúcar se dispare. La energía del cuerpo se enfoca en desintegrar la proteína y convertirla en aminoácidos que contribuyan al control de la glucosa en la sangre. Además, al ingerir una comida compuesta de alimentos cuyo índice glucémico y contenido de fructosa sean bajos, evitarás los desequilibrios de la glucosa en la sangre y tu organismo se mantendrá estable.

Incluso si comieras un alimento que no está permitido (¡¡cómo es posible?!), la reacción se aminoraría si lo combinas con proteína. Valóralo: si no has comido nada en tres horas y el primer bocado que te llevas a la boca es una fruta, en vez de que el organismo la procese y aproveche sus mejores elementos (antioxidantes, vitamina C, entre otros), éste quiere que lo alimentes y se enfoca en el azúcar. Como la fruta no contiene proteína para retardar la absorción, el azúcar alcanza el flujo sanguíneo a toda velocidad y le envía una señal al páncreas para que éste secrete insulina para absorberla. Así, le indica al cuerpo que convierta el azúcar en grasa. La fruta no es el enemigo, sino el azúcar. Sin importar la forma que tenga cuando entra al estómago vacío, se convierte demasiado rápido en grasa, es capaz de glicar estructuras de colágeno y potenciar la inflamación. Es posible detener este proceso mediante la combinación de alimentos dulces (permitidos en la dieta) con proteínas, por ejemplo, desayunar huevos antes de un platón pequeño de moras, o comer nueces o crema de cacahuate con una manzana como refrigerio.

Come grasas en cada comida

Así como "dinero llama dinero", estamos convencidas de que para deshacerte de la grasa, hace falta grasa. Comer grasa saludable en las comidas impide que el nivel de glucosa se eleve.

Existen dos razones por las que te invitamos a ingerir por lo menos tres grasas saludables al día. La primera, como explicamos en el capítulo 3, es que la grasa tiene una serie de propiedades positivas tanto para el corazón como para la piel. En segundo, la grasa retarda el proceso por medio del cual el estómago vacía su contenido. Esto significa que la grasa retrasa la transportación de alimentos del estómago al intestino (imagina que aumenta el tránsito en la autopista que traslada la comida). Esto no es malo porque previene la rápida absorción del azúcar en el flujo sanguíneo. El *Journal of Clinical Endocrinology and Metabolism* publicó un estudio que apunta que la ingestión de grasa antes de una comida rica en carbohidratos retrasa la absorción de azúcar y evita que los niveles de glucosa en la sangre se disparen.

Cuida tus platillos, asegúrate de incluir grasa saludable en cada comida. Incluso si te estás comiendo un yogur natural griego, espolvoréalo con semillas de linaza, agrégale unas rebanadas de aguacate a tu sándwich multigrano o un par de aceitunas a tu ensalada. ¡Las opciones son infinitas!

Cocina con agua

Como se comentó en la página 64, la preparación de los alimentos también es importante. Si bien es cierto que las comidas a la parrilla, fritas o rostizadas son deliciosas, los PGA que se forman en esas técnicas causan destrozos en el organismo y en la piel.

Una vez más, el agua acude al rescate: tu mejor opción es escalfar, hervir o cocinar al vapor. El capítulo 13 está dedicado a compilar recetas que muestran lo sencillo que es incorporar estos métodos saludables para preparar refrigerios y comidas deliciosos. ¿Y adivina qué? También presentamos métodos para rostizar y asar que son suculentos, saludables y sencillos, para que te mantengas motivado al seguir este programa.

Dale un toque picante

Ya que no te recomendamos dorar tus alimentos, sigue este consejo: si no puedes escalfar, hervir o cocer al vapor las proteínas, entonces cocínalas con hierbas y especias para compensar o prevenir que se formen los PGA cuando cocines a la parrilla, fríes o rostices. Si los alimentos que escalfas, hierves o cueces al vapor te parecen insípidos, las hierbas y especias van a potenciar su sabor. Intenta añadir romero y tomillo a las ensaladas, verduras y pasta integral. También son un aditamento estupendo para las bebidas: añade canela molida o jengibre al té o café y te olvidarás del azúcar de inmediato. Consulta la lista de hierbas y especias que recomendamos en la página 29.

Nueces y más nueces

En esta dieta, tus nuevas mejores amigas son las nueces. Contienen nutrientes y fitoquímicos llenos de grasas saludables. Las personas que comen muchas nueces padecen menos inflamación y estrés oxidativo; del mismo modo, es menos probable que adquieran resistencia insulínica. Las nueces reducen los niveles de colesterol y son capaces de proteger a los diabéticos de enfermedades cardiovasculares. En la dieta Adiós al azúcar, las nueces sirven de refrigerio y como ingredientes de los platillos. No te limites.

Te sugerimos guardar una bolsa de tus nueces favoritas a la mano. Guárdala en el cajón de tu escritorio en la oficina para que puedas comerlas como refrigerio. En el capítulo 13 te decimos cómo incorporarlas en platillos y botanas deliciosas, como en el Pesto de pistaches (página 249) o las Nueces dulces (página 255). Cuidado con las porciones; nos encantan las nueces, pero demasiadas suponen calorías, así que limita tus porciones a una al día o dos si tienes mucha hambre.

Las bondades de lo natural

Te resultará extraño que no te recomendemos tirar las yemas cuando te prepares los huevos en el desayuno, o ponerle esa leche ligeramente azul al café. En esta dieta, promovemos lo natural. Así es, huevos con todo y yema y productos lácteos enteros o semidescremados. Olvídate de los productos *light*. En capítulos anteriores insistimos en que no hace falta temerle a la grasa y que el organismo secreta una hormona llamada colecistoquinina —encargada de la sensación de saciedad— cuando se consume. Así que los huevos con todo y yema y los lácteos contribuirán a que te sientas satisfecho.

Desde el auge de las dietas bajas en grasa, los huevos se han censurado. Es cierto que las yemas contienen grasa y colesterol, sin embargo, es seguro comerlos. El colesterol que proviene de los alimentos no incrementa los niveles de colesterol en la sangre. Los huevos tienen numerosos nutrientes importantes para la salud. Por ejemplo, son ricos en colina, un nutriente esencial para el funcionamiento del cerebro, así como otras vitaminas B.

Debido a que los lácteos tienen azúcares naturales, la grasa de los productos lácteos enteros es esencial para retrasar la absorción del azúcar. Haz una prueba de sabor. ¿Te gustan los productos lácteos enteros más que los *light*? Entre el sabor y lo contundentes que son, no nos cabe la menor duda de que optarás por los lácteos enteros.

Bebe y sé feliz

Desde el principio tomamos una decisión práctica: una dieta sin bebida es como una fiesta sin música. ¡Aburrida! Sabemos que es probable que prefieras la abstinencia y apoyamos tu decisión. Sin embargo, si disfrutas relajarte por las tardes con una bebida alcohólica, tienes luz verde para hacerlo, siempre y cuando sigas las reglas. La primera: la cerveza está prohibida porque tiene demasiada azúcar; en cambio, el vino tinto está permitido porque está lleno de antioxidantes. La segunda, debes beber con moderación. Así es, despídete de las noches en las que se tomaban una botella de vino entre los dos. A eso nos referimos.

Una de las cosas que nos dicen a menudo quienes siguen nuestra dieta a largo plazo es que ya no se pueden dar el lujo de beber en exceso sin que eso suponga consecuencias desastrosas, como resacas fuertes. Nos da la impresión de que el estilo de vida y la dieta saludables disminuyen la tolerancia al alcohol. Y eso es bueno. Beber alcohol con moderación también es favorable para la dieta: cuando tomas, las inhibiciones desaparecen, el alcohol te invita a estar más dispuesto a darle un bocado más al postre, a probar esas papas fritas o ese pan en la mesa. Si bien ninguno de estos alimentos son nocivos en sí mismos, son acumulativos y antes de que te des cuenta, tu dieta Adiós al azúcar se puede convertir en un desastre.

TERCERA PARTE

El régimen

8 Desintoxica tu dieta, semana a semana

Ahora que ya conoces la ciencia detrás de la dieta y tienes todas las herramientas, ha llegado la hora de empezar con los planes semanales. Si no has llevado a cabo el programa 3 días sin azúcar, es hora de hacerlo. Recuerda, te estás librando de una cantidad significativa de toxinas, así que es probable que tengas síndrome de abstinencia: fatiga, vista borrosa, dolores de cabeza y antojos intensos. Si bien son desagradables, son señales de que tu cuerpo está desechando toxinas y preparándose para una existencia nueva y saludable. En un par de días, cuando tu cuerpo esté libre del azúcar que has arrastrado tanto tiempo, te sentirás renovado.

Como ya mencionamos, nuestras dietas semanales se basan en el programa 3 días sin azúcar, además de que cada semana sumamos comidas nuevas, todas ellas permitidas. Enlistamos ejemplos de menús para darte una idea de cómo planear las comidas según las selecciones semanales. En el Apéndice A (páginas 263-271) incluimos una guía diaria con treinta y una sugerencias de comidas y botanas. Te darás cuenta de que en ocasiones, recomendamos ciertas marcas de alimentos, como yogur o pasta. Por favor consulta la lista de productos empacados que se adecuan a los parámetros de Adiós al azúcar en el Apéndice B (páginas 273-282).

Vegetarianos y veganos

Pueden seguir el programa Adiós al azúcar. Sustituyan el huevo o cualquier carne con tofu. Reemplacen las proteínas con legumbres como frijoles, sólo hay que monitorear las porciones. Cambien los lácteos por leche de almendras (sin azúcar), coco o soya (o yogur de soya). Lean los ingredientes para asegurarse de que no contengan azúcares, como jarabe de azúcar de caña evaporado.

Alimentos permitidos durante el programa 3 días sin azúcar

- Una taza de café negro sin azúcar al día.
- Té verde o infusiones herbales, o ambos, en cantidades ilimitadas.
- Por lo menos dos litros de agua al día (o agua mineral, o gasificada, sin sodio).
- Proteína: carne roja, cerdo, pollo o pavo magros, pescado, mariscos, huevos, tofu o legumbres (consulta las opciones vegetarianas y veganas en el recuadro superior; y las porciones de proteínas en la página 27).
- Verduras: las permitidas (página 28) en cantidades ilimitadas
- Frutas: limón o lima en las bebidas y para cocinar.
- Nueces: una porción de 30 g de nueces (página 28) dos veces al día como refrigerio.
- Condimentos y aceite: vinagre de vino tinto, balsámico o de manzana; para cocinar: aceite de oliva, de coco o mantequilla.
- Hierbas y especias: en cantidades ilimitadas.

No rotundo

- Edulcorantes artificiales de cualquier tipo, incluidas las bebidas dietéticas.
- Alcohol.
- Lácteos (excepto mantequilla para cocinar).
- Trigo y otros almidones: pasta, cereales, pan, arroz, quinoa.
- Todo tipo de azúcar añadido.
- Fruta (salvo limón y lima para las bebidas y cocinar).

Técnicas de cocción

- Cocer al vapor
- Escalfar
- Hervir
- Saltear
- Sofreír

¡Recuerda utilizar sólo los aceites incluidos en la lista!

Semana 1. Libre de azúcar pero... ¡con vino y queso!

La primera semana después de los 3 días sin azúcar es la más importante del programa; en este momento se harán notorios los cambios que estás viviendo. Los síntomas de abstinencia de los primeros tres días empezarán a amainar y la energía a escalar. En esta semana seguirás evitando el azúcar en general, sin embargo, poco a poco incorporarás azúcar natural a la dieta (vino y queso), así como algunas variantes de los mismos alimentos que consumes todos los días. Asimismo, no comerás almidones, salvo galletas ricas en fibra y una manzana al día. ¿Por qué manzanas? Porque tienen poca azúcar y mucha fibra, además de antioxidantes que frenan la glicación.

121

Alimentos permitidos durante la semana 1

- No más de dos tazas de café sin azúcar al día; opcional: dos cucharadas de leche semidescremada.
- Té verde o infusiones herbales, o ambos, en cantidades ilimitadas.
- Por lo menos dos litros de agua al día (o agua mineral, o gasificada, sin sodio).
- Proteína: carne roja, cerdo, pollo o pavo magros, pescado, mariscos, huevos, tofu o legumbres (consulta las opciones vegetarianas y veganas en el recuadro de la página 120; y las porciones de proteínas en la página 27).
- Lácteos: una porción al día (30 g de queso, 140 g de yogur o ½ taza de queso *cottage*, ½ taza de leche semidescremada o entera, o un sustituto) de los siguientes lácteos o sustitutos, además del chorrito en el café:

  + Leche de almendras (ver la lista de marcas permitidas en la página 278).
  + Queso amarillo
  + Queso *cheddar*
  + Queso *cottage* (bajo en grasa)
  + Queso feta
  + Yogur griego (ver la lista de marcas permitidas en la página 282)
  + Leche (semidescremada o entera)
  + Queso *mozzarella*
  + Queso parmesano
  + Queso *provolone*
  + Queso *ricotta* (semidescremado)
  + Leche de soya (ver la lista de marcas permitidas en la página 278)
  + Queso de hebra

- Verduras: las permitidas (página 28) en cantidades ilimitadas, además de cualquiera de éstas:

  + Calabaza "espagueti"
  + Calabacitas
  + Cebolla (cruda)
  + Chícharo chino
  + Jitomate
  + Zanahoria (cruda)

- Frutas: una manzana mediana al día, además de limón o lima en las bebidas y para cocinar.
- Nueces: una porción de 30 g de nueces (página 28) hasta dos veces al día como refrigerio.
- Semillas: 30 g de semillas de girasol hasta dos veces al día como refrigerio.
- Grasa: por lo menos tres porciones (provenientes de aceites, aceitunas, aguacates, nueces o semillas).
- Almidones: una porción de galletas de fibra de alguna marca permitida (2 galletas, a menos que la etiqueta del producto indique otra porción; véase la lista de marcas permitidas en la página 273).
- Alcohol: una copa (de 30 ml) de vino tinto, máximo tres veces a la semana.
- Condimentos y aceite para cocinar: vinagre de vino tinto, balsámico o de manzana; para cocinar: aceite de oliva, de coco o mantequilla.
- Hierbas y especias: en cantidades ilimitadas.

Técnicas de cocción

- Cocer al vapor
- Escalfar
- Hervir
- Saltear
- Sofreír

¡Recuerda sólo utilizar los aceites incluidos en la lista!

Ejemplo de menú diario para la semana 1

Consulta las recetas con asterisco (*) en el capítulo 13 o el índice de recetas (página 299); consulta los productos con doble asterisco (**) en la lista de marcas permitidas en el Apéndice B.

Desayuno: yogur griego** con 2 cucharadas de semillas de linaza molida, una cucharada de almendras rebanadas, espolvoreado con canela y una cucharadita de extracto de vainilla; té verde sin azúcar y con limón; un vaso grande de agua.

Refrigerio: una manzana rebanada con dos cucharadas de crema de cacahuate o nueces**.

Comida: hasta 170 g de pollo asado con verduras de hoja verde, champiñones salteados con Vinagreta Adiós al azúcar*; un vaso grande de agua.

Refrigerio: aguacate con limón y pimiento morrón rojo rebanado, té verde sin azúcar.

Cena: ensalada verde con diez galletas saladas orgánicas marca Mary's Gone Crackers, camarones asados con ejotes, una copa (30 ml) de vino tinto.

Historias de éxito
Rachel

"Cuando tuve a mi segundo hijo, no encontraba la motivación para bajar de peso (eso sí, me encantaba quejarme). Comía como un adolescente de quince años, aunque no comida rápida, pero sí consumía como una adicta coca-cola de dieta y todo lo que tuviera edulcorantes artificiales: helado de yogur, kilos de Splenda en el café, postres y muffins de 'dieta', etcétera. Cuando por fin me decidí a bajar de peso, quise probar la dieta Adiós al azúcar. Al principio no lo consideré un cambio de estilo de vida viable. ¡Sin coca-cola de dieta! ¡Ni Splenda! ¡Tampoco pizza ni fruta los primeros días! Creí que iba a desmoronarme. Los primeros tres días fueron duros. Dejar la coca me causó dolores de cabeza. Sin embargo, sucedió un milagro: ¡bajé 3 kilos en tres días! Luego de la primera semana, me empecé a sentir menos inflada. Tras dos semanas, había bajado cinco kilos. En tres semanas cambié mis pantalones de maternidad por ropa normal. Pasada la cuarta semana, había bajado seis kilos en total y había cambiado por completo lo que comía. En esta dieta nunca he pasado hambre y eso que no siempre como todos los refrigerios. Sin duda es difícil, me gustaría comer más dulces y carbohidratos, aunque ¡precisamente por eso me puse a dieta! Me siento satisfecha y me las he ingeniado para incorporar mis alimentos favoritos a la dieta. Al empezarla, mi prioridad era bajar de peso, sin embargo, me llevé una sorpresa agradable al descubrir que me siento mejor y más saludable. Me siento menos aletargada durante el día. Mis amigos y familia también han notado el cambio. Todo se lo debo al programa Adiós al azúcar."

Semana 2. Incorpora algo de fruta y una porción más de lácteos

Vas muy bien, ¡has llegado a la segunda semana de la dieta! Has conseguido mantener una dieta estricta por diez días. Durante la segunda semana vas a empezar a relajarte. Satisfarás tu afición a los dulces con una porción de fruta rica en azúcares naturales (además, gozarás de beneficios para la piel). Ahora que tus papilas gustativas son más sensibles al azúcar, te sorprenderá la dulzura de la fruta. Ah, disfruta de unas palomitas de maíz (ricas en fibra) hechas con aire caliente; espolvoréalas con hierbas si extrañas los sabores tradicionales.

Alimentos permitidos durante la semana 2

- No más de dos tazas de café sin azúcar al día; opcional: dos cucharadas de leche semidescremada.
- Té verde o infusiones herbales, o ambos, en cantidades ilimitadas.
- Por lo menos dos litros de agua al día (o agua mineral, o gasificada, sin sodio).
- Proteína: por lo menos tres porciones de carne roja, cerdo, pollo o pavo magros, pescado, mariscos, huevos, tofu o legumbres (consulta las opciones vegetarianas y veganas en el recuadro de la página 120; y las porciones de proteínas en la página 27).
- Lácteos: no más de dos porciones al día de lácteos permitidos (véase página 122), además del chorrito en el café.
- Verduras: las permitidas en el programa 3 días sin azúcar y en la primera semana (consulta las páginas 28 y 123) e incluir:

  + Cebolla (cocida)
  + Chícharos (crudos o cocidos)
  + Jícama
  + Zanahoria (cocida)

- Verduras ricas en almidón: camote (uno pequeño o ½ taza en cubitos) o calabaza (½ taza).
- Frutas: una manzana mediana al día, además de limón o lima en las bebidas y para cocinar; además, las siguientes (porciones entre paréntesis):

  + Melón (½ taza)
  + Frambuesas ((½ taza)
  + Fresas (½ taza)
  + Moras azules (½ taza)
  + Toronja (½)
  + Zarzamoras (½ taza)

- Nueces: una porción de 30 g de nueces (página 28) hasta dos veces al día como refrigerio.
- Semillas: 30 g de semillas de girasol o calabaza hasta dos veces al día como refrigerio.
- Palomitas de maíz: hechas con aire caliente (una taza) todos los días como refrigerio.
- Grasa: por lo menos tres porciones (provenientes de aceites, aceitunas, aguacates, nueces o semillas).
- Almidones: una porción de galletas de fibra de alguna marca permitida (dos galletas, a menos que la etiqueta del producto indique otra porción; véase la lista de marcas permitidas en la página 273).
- Alcohol: una copa (de 30 ml) de vino tinto, máximo tres veces a la semana.
- Condimentos y aceite para cocinar: vinagre, aceite de oliva, mostaza, aceite de ajonjolí, salsa de soya.

Técnicas de cocción

- Cocer al vapor
- Escalfar
- Hervir
- Saltear
- Sofreír

¡Recuerda utilizar sólo los aceites incluidos en la lista!

Ejemplo de menú diario para la semana 2

Consulta las recetas con asterisco (*) en el capítulo 13 o el índice de recetas (página 299); consulta los productos con doble asterisco (**) en la lista de marcas permitidas en el Apéndice B.

Desayuno: omelet de tres huevos con queso mozzarella, champiñones y cebolla; 2 galletas saladas ricas en fibra**; café sin azúcar con un chorrito de leche semidescremada o entera; un vaso grande de agua con limón.

Refrigerio: ½ taza de moras azules y 30 g de almendras; un vaso grande de agua.

Comida: lentejas con Vinagreta Adiós al azúcar* en una cama de espinacas salteadas, té verde de menta sin azúcar, un vaso grande de agua.

Refrigerio: queso *cottage* con rebanadas de manzana, un vaso grande de agua con lima.

Cena: alcachofa al vapor con vinagreta de limón y ajo, pollo y brócoli sofritos, té de canela sin azúcar, un vaso grande de agua con limón.

Historias de éxito
Alison

Cuando Alison llegó a la oficina de B Nutritious, su historia era la de una paciente promedio. Trabajaba demasiado, tenía demasiados compromisos, estaba agotada y sufría de sobrepeso. Se trataba de una abogada de alto perfil de treinta y ocho años de edad que se desvelaba trabajando; muchas de sus comidas eran con clientes en restaurantes, o comía en su escritorio lo que pedía a domicilio. Era una mujer de 1.73 m de altura que pesaba unos setenta y cinco kilos; se sentía muy mal. En la universidad había jugado futbol; nunca se había preocupado por su peso hasta hacía cinco años que sus horarios inflexibles de trabajo le habían impedido hacer ejercicio. Con frecuencia, tomaba pastillas antiinflamatorias para sus dolores de cabeza y de articulaciones; también utilizaba crema con esteroides para aliviar la piel seca y escamosa de la cara y los brazos. Brooke la examinó y de inmediato se dio cuenta de que estaba consumiendo toneladas de azúcar de manera regular. Alison tomaba refresco de dieta para mantenerse alerta y, a lo largo del día, comía paquetes de botanas de cien calorías. Brooke la alentó a que siguiera el programa, y le quitó sus amados refrescos de dieta, botanas y los demás azúcares. En una semana, había dejado de tomar medicamento para el dolor de cabeza. Si bien los síntomas de abstinencia eran pronunciados y los primeros días se encontraba fatigada y de mal humor, lo toleró y le complacían los progresos y resultados notorios. Al cabo de 31 días, Alison había bajado más de seis kilos. Lo más sorprendente era la energía que había recuperado y los cambios en la piel. Estaba radiante y ya no se apoyaba en esteroides para combatir los brotes de piel seca e irritada. De hecho, desde que había empezado la dieta, las molestias habían cesado. Alison destacó la mejoría en su piel; incluso las ojeras habían desaparecido. No se había sentido tan bien desde la universidad.

Semana 3. Bienvenidos sean los granos

Ha llegado la hora de reintroducir algunos granos saludables en tu dieta. Muchos de nuestros clientes se muestran aprensivos al respecto, pues temen recuperar peso. No te preocupes, incorporamos porciones saludables y granos con mucha fibra para mantener los niveles de glucosa bajo control y no matarte de hambre. ¿Ya mencionamos que también añadimos chocolate?

Alimentos permitidos durante la semana 3

- No más de dos tazas de café sin azúcar al día; opcional: dos cucharadas de leche semidescremada.
- Té verde o infusiones herbales, o ambos, en cantidades ilimitadas.
- Por lo menos dos litros de agua al día (o agua mineral, o gasificada, sin sodio).
- Proteína: por lo menos tres porciones de carne roja, cerdo, pollo o pavo, pescado, mariscos, huevos, tofu o legumbres (consulta las opciones vegetarianas y veganas en el recuadro de la página 120; y las porciones de proteínas en la página 27).
- Lácteos: no más de dos porciones al día de lácteos permitidos (ver página 122), además del chorrito en el café.
- Verduras: las permitidas en el programa 3 días sin azúcar y en las primeras dos semanas (consulta las páginas 28, 123 y 126).
- Verduras ricas en almidón: las mismas que en la segunda semana (página 127).
- Frutas: las mismas frutas de la segunda semana, o sea, una manzana mediana al día, limón o lima en las bebidas y para cocinar, además de una porción de las siguientes (¿ves? te dijimos que la dieta mejoraba):

  ✦ Cerezas (½ taza o 10 cerezas)
  ✦ Durazno (un durazno)

+ Mandarina (2 pequeñas)
+ Naranja (una mediana)
+ Nectarina (una nectarina)
+ Uvas (½ taza)

- Nueces: una porción de 30 g de nueces (página 28) hasta dos veces al día como refrigerio.
- Semillas: 30 g de semillas de girasol o calabaza hasta dos veces al día como refrigerio.
- Palomitas de maíz: hechas con aire caliente (una taza) todos los días como refrigerio.
- Grasa: por lo menos tres porciones (provenientes de aceites, aceitunas, aguacates, nueces o semillas).
- Almidones: una porción de galletas de fibra de alguna marca permitida (dos galletas, a menos que la etiqueta del producto indique otra porción; véase la lista de marcas permitidas en la página 273), además de una porción de los siguientes (revisa las etiquetas del producto para determinar el tamaño de una porción):

+ Cebada: ¼ de taza cruda o ½ taza cocida.
+ Trigo sarraceno: ¼ de taza crudo o ½ taza cocido, 57 g de fideos de soba.
+ Avena (sin azúcar, granos de avena cortados o copos tradicionales, instantáneos no): ¼ de taza cruda o ½ taza cocida.
+ Pasta enriquecida con proteínas (consulta la lista de marcas permitidas en la página 279), 57 g sin cocinar.
+ Quinoa: ¼ de taza cruda o ½ taza cocida.
+ Pasta integral (consulta la lista de marcas permitidas en la página 279), 57 g sin cocinar.

- Alcohol: una copa (de 30 ml) de vino tinto, máximo cuatro veces a la semana.

- Postre: chocolate amargo (por lo menos sesenta y cinco por ciento de cacao), 30 g al día.
- Condimentos y aceite para cocinar: vinagre de vino tinto, balsámico o de manzana; para cocinar: aceite de oliva, aceite de coco o mantequilla.

Técnicas de cocción

- Cocer al vapor
- Escalfar
- Hervir
- Saltear
- Sofreír

¡Recuerda utilizar sólo los aceites incluidos en la lista!

Ejemplo de menú diario para la semana 3

Consulta las recetas con asterisco (*) en el capítulo 13 o el índice de recetas (página 299); consulta los productos con doble asterisco (**) en la lista de marcas permitidas en el Apéndice B.

Desayuno: ½ taza de avena cocida con una cucharada de crema de almendras mezclada, ½ taza de moras azules recubiertas con dos cucharadas de semillas de linaza; té verde sin azúcar; un vaso grande de agua con lima.

Refrigerio: una manzana con queso de hebra; un vaso grande de agua mineral.

Comida: ensalada de atún con ejotes y Vinagreta Adiós al azúcar*, dos galletas ricas en fibra**, un vaso grande de agua con limón.

Refrigerio: guacamole con zanahorias, té de menta sin azúcar.

Cena: ensalada de pollo caliente: pollo escalfado en una cama de verduras de hoja verde y queso de cabra con aderezo de mostaza; dos fresas grandes cubiertas con chocolate amargo*.

Historias de éxito
Phil

"Durante mis treinta, era un atleta con un físico que llamaba la atención. En los últimos quince años subí de peso unos veintitrés kilos. Debido a ello, tenía la presión sanguínea alta; no tenía ningún control sobre mi salud. Mi energía y autoestima estaban por los suelos. Habían transcurrido años desde que había ido a nadar o a la playa, pues me daba vergüenza mi sobrepeso. Un domingo me enteré de la dieta Adiós al azúcar y la empecé el día siguiente. ¡Los primeros 31 días bajé once kilos! Sorprende lo sencillo que resulta seguir la dieta; las pautas son claras y simples. Es práctica para alguien cuyo trabajo es estresante y demandante como el mío; necesito una dieta con reglas fáciles. Si bien las primeras tres semanas son estrictas, el programa está estructurado de forma tal que te invita a ver más allá de las primeras fases. La base del programa consiste en una nutrición impecable y en el principio a prueba de toda falla de eliminar los azúcares naturales y artificiales de la dieta. No es difícil mantenerse motivado porque es posible incorporar alimentos gratificantes al cabo de unas semanas. ¡El chocolate amargo nunca había sabido tan rico! Gracias, Adiós al azúcar. Por primera vez en años, siento que tengo el control de mi vida. Mi energía ha mejorado, lo mismo que mi estado de ánimo."

Semana 4. Mantén el ritmo

¡Has llegado a la última parte del recorrido! Estás a un paso de aprender a vivir bajo el régimen Adiós al azúcar. Seguirás perdiendo peso, pero estarás más satisfecho con todos los extras que desde ahora puedes comer. ¡Más almidones y fruta!

Alimentos permitidos durante la semana 4

- No más de dos tazas de café sin azúcar al día; opcional: dos cucharadas de leche semidescremada.
- Té verde o infusiones herbales, o ambos, en cantidades ilimitadas.
- Por lo menos dos litros de agua al día (o agua mineral, o gasificada, sin sodio).
- Proteína: por lo menos tres porciones de carne roja, cerdo, pollo o pavo, pescado, mariscos, huevos, tofu o legumbres (consulta las opciones vegetarianas y veganas en el recuadro de la página 120; y las porciones de proteínas en la página 27).
- Lácteos: no más de dos porciones al día de lácteos permitidos (véase página 122), además del chorrito en el café.
- Verduras: las permitidas en el programa 3 días sin azúcar y en las primeras dos semanas (consulta las páginas 28, 123 y 126).
- Verduras ricas en almidón: las mismas que en las primeras dos semanas (página 127).
- Frutas: una manzana mediana al día, limón o lima en las bebidas y para cocinar, además de una porción y media de las frutas permitidas en las semanas 2 y 3 (página 130-131).
- Nueces: una porción de 30 g de nueces (página 28) hasta dos veces al día como refrigerio.
- Semillas: 30 g de semillas de girasol o calabaza hasta dos veces al día como refrigerio.
- Palomitas de maíz: hechas con aire caliente (una taza) todos los días como refrigerio.

- Grasa: por lo menos tres porciones (provenientes de aceites, aceitunas, aguacates, nueces o semillas).
- Almidones: dos porciones al día de los almidones de la tercera semana (página 131), una porción de galletas de fibra de alguna marca permitida (dos galletas, a menos de que la etiqueta del producto indique otra porción; véase la lista de marcas permitidas en la página 273), además de una porción de los siguientes (revisa las etiquetas del producto para determinar el tamaño de una porción):

  + Panes (véase la lista de marcas permitidas en la página 274).
  + Cereales (véase la lista de marcas permitidas en la página 275).
  + Arroz integral.

- Alcohol: una copa (de 30 ml) de vino tinto, máximo cinco veces a la semana.
- Postre: chocolate amargo (por lo menos sesenta y cinco por ciento de cacao), 30 g al día.
- Condimentos y aceite para cocinar: vinagre de vino tinto, balsámico o de manzana; aceite de oliva, aceite de coco o mantequilla.
- Hierbas y especias: en cantidades ilimitadas.

Técnicas de cocción

- Cocer al vapor
- Escalfar
- Hervir
- Saltear
- Sofreír

¡Recuerda utilizar sólo los aceites incluidos en la lista!

Ejemplo de menú diario para la semana 4

Consulta las recetas con asterisco (*) en el capítulo 13 o el índice de recetas (página 299); consulta los productos con doble asterisco (**) en la lista de marcas permitidas en el Apéndice B.

> **Desayuno:** sándwich sin tapa: una rebanada de pan multigrano con dos rebanadas de tocino de pavo, una de jitomate y ¼ de aguacate; ½ toronja; té verde sin azúcar y con limón; un vaso grande de agua.
>
> **Refrigerio:** ½ taza de queso ricotta semidescremado con una manzana rebanada y espolvoreada con canela; un vaso grande de agua con limón.
>
> **Comida:** *Chili* de tres frijoles con galletas saladas ricas en fibra**, té de jengibre y canela sin azúcar, un vaso grande de agua.
>
> **Refrigerio:** 30 g de semillas de calabaza tostadas, una naranja, té verde sin azúcar, un vaso grande de agua.
>
> **Cena:** ensalada de lechuga francesa con queso feta, uvas y apio con Vinagreta Adiós al azúcar*; trucha ártica con aceitunas, alcaparras y limón; 30 g de chocolate amargo (por lo menos sesenta y cinco por ciento de cacao); un vaso grande de agua.

Ahora que te has desenganchado de tu adicción al azúcar, te sentirás con más energía y menos inflamado, además de tener la piel radiante. Si quieres maximizar esos esfuerzos para rejuvenecer la piel todavía más, pasa al siguiente capítulo. Más adelante, encontrarás recomendaciones para implementar la etapa de mantenimiento a largo plazo, así como una rutina de ejercicios.

9 Desintoxica tu piel

Si sigues el régimen **Adiós al azúcar,** notarás cambios en tu apariencia y salud. Como sabes, la piel refleja el estado del organismo. Este plan para el cuidado de la piel está diseñado para trabajar en conjunto con la dieta de cuatro semanas para que le saques jugo a los beneficios por dentro y por fuera.

Es necesario llevar a cabo nuestro sencillo tratamiento diario desde el primer día de la primera semana de la dieta; éste mantendrá tu piel sana y te dará un brillo lozano. Es muy fácil incorporar este plan a tu vida diaria —dos pasos en la mañana y otros dos en la noche— para asegurarte de que tu piel esté protegida de los nocivos radicales libres y la glicación de proteínas, así como de reparar cualquier tipo de deterioro. El ritual de la mañana protege la piel, mientras que el nocturno la repara mientras duermes.

El siguiente cuadro detalla el ritual diario para la piel: te sentirás bien por fuera y por dentro. Antes de empezar, puedes consultar nuestra lista de productos recomendados para la piel en la página 283.

Paso 1: limpieza matutina y nocturna con exfoliación suave

La limpieza es lo primero que se debe hacer cada mañana y noche. La capa superior de la piel (epidermis) se compone de células vivas y muertas. Al tiempo que las células epidérmicas crecen y se dividen, las células viejas salen a la superficie de la piel, en donde mueren y se secan hasta

Tratamiento facial diario

Tipo de piel

	PIEL SENSIBLE	NORMAL A SECA	GRASOSA O PROPENSA AL ACNÉ
Paso 1: a.m./p.m. Materiales y limpiadores	Paño suave y limpiador ligero. Busca productos para "piel sensible"	Paño suave y limpiador que contenga ácido glicólico, maltobiónico o gluconolactona. O bien, una o dos veces por semana exfolia con cepillo para la cara y un limpiador ligero (sin ácidos alfa o beta hidróxidos)	Paño suave y limpiador que contenga ácido glicólico o salicílico. Opcional: astringente o tonificador. O bien, una o dos veces por semana exfolia con cepillo para la cara y un limpiador ligero. O bien, exfoliación granular una o dos veces por semana
Paso 2a: a.m. Tratamiento cosmecéutico matutino para proteger la piel contra la glicación y los daños de los radicales libres	Suero o crema con antioxidantes	Suero o crema con antioxidantes	Suero con antioxidantes
Paso 2b: a.m. Protección solar	Óxido de zinc o dióxido de titanio, o ambos. Busca productos libres de químicos o para pieles sensibles	Óxido de zinc o dióxido de titanio, o ambos. Protectores solares orgánicos tradicionales	Protectores solares orgánicos ligeros (loción sin aceite o en gel)
Paso 2c: p.m. Tratamiento cosmecéutico nocturno para restaurar la piel	Crema o loción humectante con ingredientes reparadores; evita el retinol/ácido retinoico, ácido glicólico, láctico o salicílico	Crema o loción humectante con ingredientes reparadores: crema con retinol/ácido retinoico	Crema o loción humectante con ingredientes reparadores: crema o gel con retinol/ácido retinoico

desprenderse. Esta capa de células muertas alojada en la superficie se denomina capa córnea o superficie de queratina. Conforme envejecemos, este proceso en el que las células crecen, se dividen y se secan, se deteriora. Las células muertas que permanecen en la superficie le dan a la piel una apariencia irregular y seca. Estas células también reflejan la luz, y la piel luce opaca y los poros se obstruyen, lo cual provoca brotes de acné.

Es esencial limpiar la piel para retirar las impurezas, la contaminación, la grasa de la superficie y el maquillaje. Incluso como dermatóloga, a la doctora Farris todavía le sorprende la cantidad de pacientes que admiten no limpiarse la cara con frecuencia. En el caso de las mujeres, ocurre que a menudo se acuestan sin quitarse el maquillaje. Entendemos que estás cansada, ¡pero no lo hagas! Las impurezas y la suciedad se acumulan con el tiempo y con ello sometemos a la piel a un estrés innecesario. Por otro lado, algunas mujeres —la mayoría de las cuales tienen cutis graso o propenso al acné— se lavan la cara en exceso y procuran limpiar las imperfecciones con exfoliantes agresivos. Créenos: ¡no funciona! La doctora Farris les dice a sus pacientes: "Si pudieran combatir el acné con agua y jabón, los dermatólogos no tendríamos trabajo".

Cualquier tratamiento básico para la piel debe incluir dos limpiezas faciales diarias. La exfoliación suave diaria sirve para deshacerse de las células muertas y tener una piel más suave y radiante. La exfoliación también permite que los productos para la piel penetren mejor, por eso insistimos tanto. El secreto es la exfoliación *suave*. La limpieza debe ser el paso más sutil del tratamiento, pues se prepara la piel para el resto del proceso. La exfoliación agresiva es capaz de dañar la barrera de la piel, secarla e irritarla. Si tienes cutis extrasensible o padeces de rosácea u otro tipo de dermatitis facial, incluso la exfoliación delicada puede irritar y empeorar la resequedad. En este caso, te sugerimos descartar la exfoliación y lavarte la cara con un limpiador ligero para cutis sensible; aplícalo con las yemas de los dedos o con un paño suave.

Existen dos tipos de exfoliación: la mecánica y la química. La primera retira las células muertas de la piel, la química las disuelve. En general, la mecánica es demasiado agresiva para uso diario, así que te sugerimos realizarla una o dos veces a la semana. La exfoliación química es más delicada y más apropiada para uso diario.

Exfoliación química

Este tipo de exfoliación puede realizarse con limpiadores que contengan algunos de estos ácidos hidróxidos: ácido glicólico, salicílico o gluconolactona. Cuando se aplican en la piel, disuelven el pegamento que fija las células muertas, por eso la exfoliación es delicada. El ácido salicílico es un ácido beta hidróxido (BHA) y es bueno para el cutis graso y propenso al acné. El ácido glicólico, en cambio, es un ácido alfa hidróxido (AHA); los dermatólogos recomiendan limpiadores que contengan este ingrediente como parte de un tratamiento antienvejecimiento. Ahora bien, estos ingredientes irritan las pieles sensibles. Por otro lado, la gluconolactona es un ácido polihidróxido y uno de los exfoliantes químicos más suaves. Los limpiadores con gluconolactona sirven para todos los tipos de pieles. Los ácidos hidróxidos y biónicos más novedosos contienen ácido maltobiónico y lactobiónico, y son exfoliantes delicados y eficaces. Consulta nuestra lista de limpiadores recomendados (Apéndice C).

Exfoliación mecánica

Este tipo de exfoliación debe realizarse una o dos veces a la semana. Sugerimos emplear un cepillo con cerdas suaves, o un paño o guante para uso exclusivo de la cara. La mayoría de las compañías de cosméticos venden este tipo de aditamentos, y suelen ser económicos, seguros y eficaces. Por otro lado, los cepillos eléctricos están de moda y se encuentran en farmacias y tiendas departamentales. Tienes dos opciones: cepillos rotatorios que giran en movimientos circulares, y los oscilatorios, que se mueven de adelante hacia atrás. ¿Cuál es la diferencia? Una de ellas es el precio. Los oscilatorios son más costosos, sin embargo, cuentan con más aditamentos y se consideran más suaves para la cara. Algunos incluyen varios cepillos de acuerdo con el tipo de cutis: sensible, propenso al acné, etcétera. Por lo tanto, los recomendamos en este libro. Se han realizado estudios para comprobar la eficacia de los cepillos rotatorios u oscilatorios y han demostrado que consiguen retirar el maquillaje con eficiencia, reducen la grasa de la superficie y limpian la piel. Al usar un cepillo eléctrico es importante no ejercer demasiada presión en la piel pues podría irritarse. Los cepillos eléctricos no deben usarse sobre piel infectada o con heridas abiertas. Utilízalos con el limpiador facial de tu elección. Estos cepillos han revolucionado el cuidado facial; hoy en día los dermatólogos bien informados los recomiendan como parte de todo régimen para el cuidado de la piel. Créenos, cuando tengas uno, no recordarás cómo era la vida sin él. La exfoliación con un cepillo eléctrico se torna en una experiencia placentera, como de spa, y la piel luce suave y sin irritaciones. Ahora bien, la exfoliación mecánica no es para todos los tipos de piel. Consulta las instrucciones detalladas según tu tipo de piel en el recuadro de la página 138.

Si tu piel es propensa al acné, muy grasa o tienes los poros obstruidos, te sugerimos otro tipo de exfoliación mecánica que requiere un limpiador granular. Éstos tienen una consistencia arenosa puesto que están hechos a base de pequeños granos que exfolian la piel. Si quieres maximizar los beneficios de este tipo de exfoliación, aplícalo en la regadera; el agua caliente abre los poros. Date un masaje suave con las yemas de los dedos durante dos o tres minutos y enjuaga.

Sabemos de casos de mujeres que combinan la exfoliación química con la mecánica. No lo recomendamos puesto que la piel se puede secar e irritar en exceso. Para uso diario te aconsejamos lavarte con un paño suave y uno de los limpiadores con ácido hidróxido según tu tipo de piel, o bien un limpiador suave (sin BHA ni AHA); y utiliza tu cepillo una o dos veces por semana. Ten en cuenta que si tu crema nocturna contiene vitamina A, ésta tiende a dejar la piel frágil, de modo que uno o dos días antes de realizar una exfoliación mecánica, no te la apliques.

Los tonificadores y astringentes pueden ser innecesarios

Los tonificadores y astringentes se diseñaron para retirar los residuos de jabón de la piel. Se trata de líquidos que se aplican con un algodón en la piel limpia; no es necesario enjuagarlos. A pesar de que muchas mujeres siguen siendo devotas de este segundo paso de la limpieza facial, en realidad estos productos son obsoletos.

La mayoría de los productos modernos no dejan residuos de jabón, así que los tonificadores y astringentes ya no son necesarios. Desde luego, siempre hay excepciones. Si tu cutis es graso o propenso al acné, este segundo paso puede ser útil porque limpia la grasa de la superficie y deja la piel impecable.

Paso 2a, mañana: para prevenir la glicación y el daño oxidativo

En la mañana, el primer producto que debes aplicarte después de lavarte la cara es un antioxidante, ya sea en forma de suero o crema; incluso los protectores solares más modernos tienen antioxidantes. Estos productos protegen la piel de los estragos de los radicales libres y la glicación. Preferimos los sueros porque son ligeros, no obstruyen los poros y son un concentrado de antioxidantes. Se pueden aplicar debajo de la crema humectante, maquillaje o protector solar. Son una forma ideal de empezar a proteger la piel desde la mañana. Una variedad de productos cuentan con una poderosa combinación de antioxidantes que trabajan de manera sinérgica. Se pueden encontrar antioxidantes de precio razonable en farmacias, tiendas de productos cosméticos, spas o consultorios dermatológicos. El aire y la luz degradan los antioxidantes, así que busca productos en botellas oscuras u opacas con una bomba que mantenga el aire fuera. Recomendamos un antioxidante que incluya por lo menos uno de nuestros inhibidores estelares de la glicación, o mejor todavía, varios de ellos: extracto de romero, extracto de tomillo, resveratrol, extracto de té verde o negro, curcumina, floretina, quercetina, extracto de granada, extracto de mora azul, extracto de algas marinas, L-carnosina y ácido alfa lipoico. Más adelante hablaremos a fondo de cada uno (páginas 154-162).

Paso 2b, mañana: protección solar

Recuerda, los antioxidantes no sustituyen al protector solar, son un complemento. El protector absorbe o bloquea los rayos que se dirigen a la piel; proporcionan otro tipo de protección que los antioxidantes. Al elegir un bloqueador, asegúrate de que el factor de protección solar (FPS) no sea menor a 30, y si planeas actividades al aire libre, selecciona uno con mayor protección. Es crucial que tu bloqueador sea de "amplio espectro" y contenga ingredientes que bloqueen los rayos ultravioleta A (UVA) y ultravioleta B (UVB). Los bloqueadores se clasifican según la protección que brindan. Los orgánicos o químicos se componen de una mezcla de químicos que absorben la luz ultravioleta, en cambio los no orgánicos —bloqueadores físicos— utilizan partículas para reflejar o esparcir la luz ultravioleta. Los protectores solares físicos con zinc o dióxido de titanio micronizado son una opción excelente, pues estas partículas bloquean los rayos UVA y UVB. Existen también variedades con color y son estupendas para los tonos de piel más oscuros. Las marcas prestigiosas ofrecen una gran variedad de productos, asimismo, es posible conseguir bloqueadores de calidad en cualquier farmacia, sin que eso suponga una inversión exagerada.

Palabras dulces
La doctora Farris dice:

"Esas pecas color café que salen en el dorso de las manos
y que las mujeres detestan, no son manchas propias
de la edad sino por la exposición al sol."

Ingredientes esenciales en un bloqueador solar

Protección UVA: avobenzona (nombre comercial: Parsol 1789) o estabilizado: helioplex, ecamsule (nombre comercial: Mexoryl™ SX)

Protección UVB: homosalato, octil salicilato, octocrileno, octil metoxicinamato, cinoxato, oxibenzona, dioxibenzona, sulisobenzona, antranilato de metilo

Protección UVA y UVB: dióxido de titanio, óxido de zinc

Paso 2c, noche: restaurar la piel con una crema o loción humectante

Con esta parte del tratamiento nocturno, las horas de sueño "rejuvenecedor" adquirirán otro significado. Después de la limpieza facial, sugerimos aplicar una crema o loción humectante que restaure e hidrate la piel. ¿Por qué es tan importante? Las cremas humectantes tienen beneficios reales para la salud y belleza de la piel. La piel seca luce manchada, opaca y más arrugada. Varios estudios han demostrado que con el simple hecho de utilizar una crema o loción humectante ligera, la aparición de arrugas disminuye entre diez y quince por ciento. Esto se debe a que las cremas humectantes mantienen la humedad de la piel, le da una apariencia lozana y, por lo tanto, las arrugas se notan menos. Al mismo tiempo, refuerzan la función protectora de la piel: previenen escoriaciones, irritación e infecciones. En conclusión, es crucial humectar la piel para mantenerla saludable y bella. A continuación te proporcionamos una guía para elegir una crema o loción humectante, según tu tipo de piel, la cual debe aplicarse todas las noches en la cara limpia.

Los principios básicos de las cremas humectantes

Hay cientos de productos en el mercado, así que lo primero que haremos será desmitificarlos. A menudo le preguntan a la doctora Farris si las cremas humectantes más costosas son más eficaces. La respuesta es un no rotundo: todas se elaboran a partir de la misma fórmula. La diferencia del precio se debe a los aditamentos, como una envoltura sofisticada o la publicidad del producto. Todas tienen tres componentes básicos: agentes oclusivos, humectantes y emolientes, los cuales se combinan con agua, espesantes, conservadores y fragancias. Si bien muchas personas buscan cremas sin fragancias ni conservadores, esto no es del todo recomendable. Los conservadores son necesarios para ampliar la fecha de caducidad y prevenir la contaminación del artículo. Si eres minimalista, tal vez prefieres una crema sin fragancia, sin embargo, salvo que te produzca alergia, no hace ningún daño. La alergia a las fragancias es engañosa puesto que es probable que los productos que aseguran no tenerla, contengan cierta cantidad para enmascarar el olor de los químicos de su fórmula. Si sospechas que padeces alergia, es posible confirmarlo mediante una prueba cutánea con tu dermatólogo.

Entre tantas opciones, ¿cuál elijo?

Desde hace más de veinte años, la doctora Farris ha estudiado los productos cosmecéuticos para el cuidado de la piel, así como sus ingredientes activos. Es asesora de las empresas cosméticas más importantes del mundo, y ha dictado conferencias y publicado textos sobre la ciencia detrás de ellos. Los cosmecéuticos son productos para el cuidado de la piel que contienen ingredientes activos que perfeccionan la apariencia de la piel de manera notoria. Se trata de una mezcla de ingredientes cosméticos y farmacéuticos que tiene propiedades más eficaces que las de los productos exclusivamente cosméticos. Los primeros cosmecéuticos en el mercado sólo tenían un

---

ingrediente activo, como vitamina C o retinol, no obstante, hoy en día cuentan con una combinación única de ingredientes que funcionan de manera sinérgica; así que vale la pena la inversión. Si te interesa comprar cosmecéuticos, estas recomendaciones te facilitarán la búsqueda en las tiendas e internet. Esperamos que te ahorren la confusión a la hora de elegir.

- Los precios elevados no tienen por qué ser indicadores de que el producto sea mejor o más eficaz.
- Opta por marcas conocidas y evita productos de fuentes sospechosas.
- Al leer la etiqueta, ten en cuenta que los ingredientes se enlisten en orden descendente según su concentración: el ingrediente con mayor concentración se enlista primero.
- No olvides que en un centro comercial, la marca cosmética contrata a los vendedores frente al mostrador; toma sus consejos con reservas.
- Si las promesas del producto suenan demasiado buenas para ser ciertas, es porque quizá lo sean.

Los ingredientes oclusivos de las cremas humectantes son sustancias aceitosas que previenen la pérdida de humedad al formar una barrera en la superficie de la piel. Encierran el agua para que no se pierda en el medio ambiente, con lo cual mejoran la hidratación. Algunos de los ingredientes más comunes son: petrolato, lanolina, aceite mineral, cera de abeja y derivados del silicón: dimeticona y ciclometicona. Si la etiqueta del producto dice: "sin aceites", esto significa que no contiene petrolato ni aceites minerales o vegetales. En ese caso, como agente oclusivo utilizan derivados del silicón, como la dimeticona.

Los humectantes son componentes que atraen agua a la dermis y epidermis inferior, como si fueran esponjas, para hidratar la epidermis superior y su capa exterior, la capa córnea. Cuando el porcentaje de humedad en el ambiente es mayor a setenta por ciento, los humectantes son capaces de extraer agua del ambiente e hidratar la piel de fuera hacia dentro. La combinación entre humectantes y agentes oclusivos es indispensable para que el agua que atraigan a la capa córnea no se evapore en la atmósfera. Los ingredientes que se suelen utilizar como humectantes son: ácido hialurónico, lactato de sodio, urea y miel. El propilenglicol es otro de ellos y, además, tiene propiedades antibacteriales. Si bien este ingrediente puede irritar la piel, no es frecuente que cause reacciones alérgicas.

Si después de humectar la piel se siente suave y sedosa es gracias al tercer componente de las cremas, los emolientes. Éstos llenan los espacios entre las células muertas, con lo cual disminuyen la fricción de la piel y dejan la superficie tersa. Los emolientes más comunes son el aceite de jojoba, de semilla de girasol y palma. Si has estado buscando productos para el cuidado de la piel que no contengan alcohol, te sorprenderá saber que muchos alcoholes sirven como emolientes de las cremas humectantes, por ejemplo el alcohol cetílico y estearílico. Estos alcoholes se utilizan como emolientes porque dejan la piel sedosa y suave. Si te preocupa el contenido de alcohol en tus productos para el cuidado de la piel, lee los ingredientes con cuidado y busca los términos arriba mencionados.

Todas las cremas humectantes se formulan como emulsiones; esto quiere decir que son una mezcla de aceite y agua. Las lociones tienen más agua que aceite y las cremas más aceite. Debido a su alto contenido de aceite, las cremas son más espesas que las lociones. Muchas personas prefieren las lociones en el verano y las cremas en climas fríos y secos. Tiene mucho sentido porque el frío y la escasa humedad deshidratan la piel. Muchas mujeres maduras tienen cutis seco y prefieren las cremas. Si tu piel es propensa al acné, te convienen los productos sin aceite. En cualquier caso, antes de comprar una crema o loción humectante, es preciso considerar el clima, la época del año y cualquier padecimiento de la piel.

Cremas o lociones humectantes que restauran

Ahora que eres un experto en las propiedades básicas de las cremas o lo-ciones humectantes, hablemos de los ingredientes que pueden acentuar sus cualidades. Muchas compañías aseguran que estos ingredientes son ca-paces de retroceder el tiempo, sin embargo, se trata de falsas esperanzas. Para ahorrarte tiempo y dinero, hicimos tu tarea. Nuestra lista incluye los ingredientes que en verdad son capaces de mejorar la apariencia de la piel.

La vitamina A obtiene un 10

La vitamina A y sus derivados figuran entre los componentes más valo-rados en la dermatología. También llamada retinol, la vitamina A se usa como parte del tratamiento de pieles maduras y se encuentra en una gran variedad de cremas o lociones humectantes que se venden en las farma-cias sin receta médica. Una vez dentro de la piel, el retinol se convierte en la forma activa de la vitamina A, el ácido retinoico. Éste restaura la piel al aferrarse a los receptores que activan y desactivan ciertas funciones celulares; en específico, activan la producción de colágeno y desactivan su descomposición. Esta producción de colágeno es el motivo por el cual el retinol hace una labor estupenda al alisar las líneas de expresión super-ficiales y las arrugas. Los cosmecéuticos que contienen retinol también aclaran la pigmentación, disminuyen la apariencia de poros abiertos y mejoran la textura y tonalidad de la piel. Busca productos que contengan retinol o sus derivados. Es un hecho que en los productos cuya venta no re-quiere receta médica, la forma más eficaz de la vitamina A es el retinol, seguido de sus derivados: retinaldehido, propionato de retinol y palmitato de retinol, en ese orden.

El ácido retinoico sólo se puede conseguir con receta; se comer-cializa con los nombres Retina A, Renova o Refissa. Si prefieres productos genéricos, este producto se denomina tretinoína (la t se refiere a *trans*). Si bien los derivados arriba mencionados cuya venta no requiere receta médica son eficaces, son menos potentes que estos productos. Diversos estudios han revelado que las cremas con ácido retinoico rejuvenecen, reafirman y suavizan la piel. Este agente también regula la reposición de las células: elimina las células muertas y le concede a la piel un aspecto más luminoso y radiante.

A los dermatólogos les preguntan con frecuencia si es prudente comprar un producto sin receta médica o mejor acudir al especialista. La doctora Farris recomienda empezar con un producto con vitamina A cuya venta no requiera receta, sobre todo si se tiene piel sensible o madura. Se trata de alternativas menos potentes pero eficaces, además, causan menos irritación. Ahora bien, si tu piel es grasa o propensa al acné, es mejor la tretinoína (ésta sí requiere receta médica). Es importante destacar que otros compuestos como el tazaroteno y el adapaleno son eficaces para combatir el envejecimiento de la piel. Tu dermatólogo puede guiarte para que selecciones el componente que mejor te convenga. (Los productos derivados de la vitamina A cuya venta requiere receta médica no deben emplearse durante el embarazo.)

Vitamina B3 (niacinamida)

La niacinamida es uno de los ingredientes más valorados en la producción de cosmecéuticos antienvejecimiento; es recomendable para todo tipo de pieles, incluso las sensibles. Aumenta la hidratación de la piel pues favorece la producción de lípidos importantes como las ceramidas, con lo cual refuerza la función protectora de la piel. Al mismo tiempo, disminuye la producción de las glándulas sebáceas, atenúa los poros abiertos, difumina las líneas de expresión superficiales y las arrugas, tonifica la pigmentación irregular y reduce las manchas amarillentas. La cereza en el pastel es que esta vitamina es precursora de un antioxidante potente que inhibe la glicación proteínica. Recomendamos añadirla a tu lista de ingredientes imprescindibles, pues restaura y protege la piel frente al proceso de envejecimiento.

Vitamina C: la vitamina solar también es buena para la piel

La vitamina C tópica que se encuentra en sueros y cremas es una de las favoritas de los dermatólogos por sus diversas cualidades. Se trata de un antioxidante y antiinflamatorio potente. Activa las enzimas que producen colágeno, así que es fundamental para mantener la estructura protectora de la piel saludable. A la vez, la vitamina C aclara la pigmentación y unifica la tonalidad de la piel, por lo que es un recurso muy recomendable para la piel dañada por el sol. Los productos deben contener fosfato ascórbico, palmitato ascorbilo, tetraisopalmitato de ascorbilo o L-ácido ascórbico. Estos ingredientes atenúan las líneas de expresión superficiales y las arrugas, además, recuperan la lozanía de la piel.

Efectos secundarios del ácido retinoico y retinol

Es importante subrayar que al comenzar a utilizar ácido retinoico o retinol la piel se torna rosada y escamosa. Es un efecto común denominado dermatitis retinoide que sólo dura un par de semanas mientras la piel se acostumbra. La exfoliación suave es útil para eliminar la piel escamosa y combatir la resequedad, sólo hace falta aplicar una crema hidratante espesa varias veces al día. Sugerimos que las primeras semanas del tratamiento, apliques las cremas de vitamina A una noche sí y otra no para minimizar el riesgo de desarrollar dermatitis retinoide. Si bien se cree que bajo el tratamiento tópico de vitamina A la sensibilidad al sol aumenta, no existe evidencia científica que lo compruebe. Sí sugerimos protegerse con bloqueador solar cuando se usen estos tres productos para evitar las lesiones por la exposición al sol. Recuerda suspender el uso de cualquier crema que contenga vitamina A de cinco a siete días antes de depilarte o someterte a cualquier cirugía dérmica ambulatoria; esto incluye tratamientos láser y *peelings* químicos.

Péptidos: proteínas que estimulan la producción de colágeno

Los péptidos que estimulan el colágeno constituyen una nueva e interesante categoría dentro de los ingredientes cosmecéuticos que se venden sin receta médica. Los primeros péptidos que se comercializaron eran pequeños fragmentos de colágeno que estimulaban la producción de colágeno mediante fibroblastos (células dérmicas que fabrican el colágeno). Las cremas o lociones cosmecéuticas con péptidos se probaron en la piel humana y se descubrió que el uso prolongado atenuaba las líneas de expresión superficiales y las arrugas. Hoy en día se comercializan bajo los nombres Matrixyl y Matrixyl 3000 y se encuentran en varios productos cosmecéuticos cuya venta no requiere receta médica. Estos dos ingredientes fomentan la producción de colágeno, es decir, se encargan de rejuvenecer la piel mientras duermes. Una de las ventajas de los cosmecéuticos péptidos es que sus compuestos no irritan la piel, por lo que son aptos para pieles sensibles o con intolerancia a las cremas con vitamina A.

Ácidos hidróxidos: más allá de la exfoliación

Ya hablamos de estos ácidos y de sus propiedades exfoliantes cuando son parte de los limpiadores. Sin embargo, estos ingredientes se pueden usar en cremas o lociones humectantes para mejorar la apariencia de la piel madura. Si bien aún recomendamos productos con ácido glicólico y láctico, algunos ácidos hidróxidos de nueva generación son más suaves y efectivos. Estos compuestos, llamados ácidos biónicos, son ácidos hidróxidos de tercera generación con propiedades humectantes únicas: atraen el agua a la piel. Los ácidos biónicos también funcionan como antioxidantes; más aún, aceleran la síntesis del ácido hialurónico. Gracias al ácido hialurónico las mejillas de los bebés son rechonchas y es fundamental para lograr el mismo efecto en la piel. Estudios han revelado que son eficaces para difuminar las líneas de expresión superficiales y las arrugas, así como para mejorar la apariencia de la piel. Los ingredientes clave son: ácido lactobiónico y maltobiónico.

N-Acetilglucosamina: ¡a rellenar!

La N-Acetilglucosamina es bastante nueva en la industria cosmecéutica. Estas moléculas son como ladrillos de ácido hialurónico que rellenan la piel desde dentro. Los estudios han revelado que las mujeres que recurren a este ingrediente nuevo gozan de sus beneficios antienvejecimiento, tales como suavizar las líneas de expresión superficiales y las arrugas, la uniformidad en la pigmentación y la disminución de la aspereza. Además, la N-Acetilglucosamina combate mejor el acné que el peróxido de benzoilo, líder en el mercado. Le damos una estrella a este ingrediente reparador porque es eficaz y suave a la vez, por lo que es apto para todo tipo de pieles. Los productos deben contener N-Acetilglucosamina o bien NeoGlucosamina.

Fuentes naturales para el cuidado de la piel: tierra y mar

Como habrás notado, valoramos los ingredientes naturales. En la dieta Adiós al azúcar resulta fundamental obtener beneficios para la salud de los alimentos naturales. No debería sorprender que cuando se trata del cuidado de la piel también prefiramos los productos naturales. Estamos convencidas de que se trata de los ingredientes más eficaces para el cuidado de la piel, pues brindan poderosas soluciones antienvejecimiento aunque suaves.

Nos gusta denominar los ingredientes naturales a los que nos referiremos en esta sección, multifuncionales, es decir, que tienen funciones diversas. Estos ingredientes multifuncionales tienen un efecto poderoso capaz de mejorar la apariencia de la piel, combatir las señales visibles del envejecimiento y detener la glicación dermal. Por eso encabezan la lista de los ingredientes estelares del programa. A pesar de esta predilección por lo natural, no estamos en contra de los ingredientes sintéticos ya que también son capaces de hacer maravillas en la piel.

Así pues, las plantas o ingredientes botánicos son una de las fuentes naturales más valiosas para el cuidado de la piel. Las plantas pueden cultivarse y cosecharse de forma que se garantice su contenido de vitaminas, emolientes y antioxidantes. Para utilizarse en un producto para el cuidado de la piel, se deben procesar hasta formar extractos, lo cual implica exprimirlas o molerlas. Los extractos se preparan con cautela para asegurarse de que los ingredientes permanezcan activos y así el producto cumpla su función, además de tener un aroma delicioso.

Como mencionamos anteriormente, el estrés oxidativo es un factor determinante en el envejecimiento de la piel, pues potencia la inflamación, glicación y la descomposición de colágeno. El empleo de antioxidantes tópicos para neutralizar los efectos de los radicales libres y prevenir el daño oxidativo se sustenta en numerosos estudios científicos. Las plantas, como los humanos, cuentan con un sistema de defensas antioxidantes. Crecen bajo el sol y se protegen de los ataques de los radicales libres —inducidos por el sol— mediante antioxidantes. Como se detalló en el capítulo 5, los polifenoles son antioxidantes únicos que provienen de las plantas. Estos coloridos compuestos antioxidantes se encuentran en los extractos de las plantas y se procesan para usarlos en productos del cuidado de la piel. Los químicos cosméticos favorecen los antioxidantes botánicos porque se obtienen de cualquier parte de la planta: corteza, tallo, hojas, semillas y flores.

Hoy en día, los dermatólogos recomiendan antioxidantes tópicos de manera rutinaria para proteger la piel de los radicales libres y la glicación. Una serie de estudios demuestra que los antioxidantes tópicos previenen las quemaduras solares y detienen las señales del envejecimiento prematuro de la piel. Los cosmecéuticos con antioxidantes previenen la inflamación de la piel, de manera que también son auxiliares en el tratamiento de enfermedades de la piel como rosácea y acné.

A continuación, enlistamos las fuentes botánicas de algunos poderosos extractos naturales que ayudan a combatir la glicación y el envejecimiento de la piel.

Los inhibidores botánicos de la glicación

Hierbas y especias

Durante siglos las hierbas y especias han servido como medicinas alternativas. Se han empleado para controlar el peso, reducir los niveles de glucosa en la sangre, la inflamación, mitigar la artritis y el dolor en las articulaciones, así como restaurar el pelo y la piel. Al mismo tiempo son capaces de disminuir el riesgo de padecer presión arterial alta, cataratas e incluso cáncer. Las cualidades milagrosas de las hierbas y especias se deben, en gran medida, a sus antioxidantes y propiedades curativas.

Asimismo, son poderosas inhibidoras de la glicación. En un estudio que comparó veinticuatro extractos de hierbas y especias, estas últimas resultaron las más potentes a la hora de detener la glicación; no obstante, algunas hierbas muy conocidas también resultaron eficaces. Incluimos muchas de ellas en nuestra dieta y recetas, pues además de darle sabor a los platillos, contribuyen a reducir la glicación desde dentro para conseguir una apariencia más lozana.

Romero (*Rosmarinus officinalis*). El romero es una hierba doméstica conocida por su fragancia y sabor únicos. El extracto de romero se obtiene de las hojas de su arbusto y tiene propiedades antibacteriales y antioxidantes formidables; también combate las enzimas de metaloproteinasa, las cuales descomponen el colágeno. Este poderoso extracto protege la piel de los daños de los radicales libres y previene el estrés oxidativo. Estudios de laboratorio han confirmado su capacidad para limitar la glicación del colágeno, por lo que es un auxiliar en la prevención del envejecimiento de la piel.

Tomillo (*Thymus vulgaris*). Esta especia potencia el sabor del pavo, pero sus propiedades curativas te sorprenderán. Es rica en una variedad de polifenoles llamados flavonoides. El extracto de tomillo es antiinflamatorio y, según un estudio reciente que no se ha publicado, también mata bacterias. Los científicos a cargo de esta investigación compararon el extracto de tomillo con el peróxido de benzoilo, el medicamento que se emplea en casos de acné para eliminar bacterias. Para su sorpresa, el extracto de tomillo superó al peróxido, de forma que podría ser una alternativa para combatir el acné. Además, es un inhibidor de la glicación, así que cuando aseguramos que el tomillo es bueno para la piel, no sólo nos referimos a la del pavo.

Cúrcuma (*Curcuma longa*). La cúrcuma es una hierba medicinal que desde hace siglos se ha aprovechado en la medicina china. Se muelen las raíces hasta obtener un polvo que se emplea como especia para darle sabor a alimentos como el *curry*. La cúrcuma contiene un ingrediente activo, la curcumina, un antioxidante polifenólico al que le debe su distintivo color amarillo. Es auxiliar en la cicatrización y tiene cualidades antibacteriales y antiinflamatorias. Como polifenol, es uno de los antioxidantes más eficaces para prevenir la glicación. En un estudio preliminar reciente, se elaboró un compuesto de cúrcuma a base de gel y se aplicó en la piel; demostró que previene y disminuye las cicatrices posoperatorias, mitiga el daño causado por el sol y reduce el surgimiento de arrugas. La piel con evidentes estragos tras la exposición prolongada al sol mostró señales de regeneración después de tres a seis meses de usar el producto. Los mejores resultados se identificaron en los individuos con lesiones severas. Gracias a estos estudios tan estimulantes, la curcumina tópica parece ser un agente cosmecéutico prometedor para combatir el envejecimiento de la piel.

Té (Camellia sinensis)

Té verde. Durante siglos, el té verde ha tenido una función medicinal. Encabeza nuestra lista de alimentos estelares. Los polifenoles del té verde (GTP, por sus siglas en inglés) figuran entre los antioxidantes más potentes y tienen propiedades antiglicación. Una serie de estudios ha revelado que la ingestión de extracto de té verde bloquea la reticulación del colágeno y frena la acumulación de los PGA asociados al envejecimiento. Asimismo, el té verde se prepara como extracto para uso cosmecéutico. Este uso tópico protege la piel contra la inflamación inducida por los rayos UV y el estrés oxidativo, así que es un agente para el cuidado de la piel muy poderoso. Utilizar productos para la piel que contienen GTP es una forma excelente de inhibir la glicación del colágeno y proteger la piel de los nocivos rayos UV.

Quercetina, la superheroína antiglicación

La quercetina es uno de los flavonoides más ricos en nuestra dieta, y se encuentra en las manzanas rojas, el té verde y negro, las alcaparras, la cebolla morada, las uvas rojas y algunas moras. Como otros flavonoides, la quercetina tiene una actividad biológica bastante amplia; sus propiedades antiinflamatorias y preventivas del cáncer son un ejemplo. Se ha comprobado que detiene la glicación del ADN de modelos experimentales. Los cosmecéuticos que contienen quercetina son auxiliares contra el envejecimiento de la piel, las lesiones por la exposición al sol y padecimientos inflamatorios de la piel como el acné.

Té blanco y negro. Si bien el té verde contiene los antioxidantes más potentes, el té blanco lo sigue de cerca. El té negro es menos poderoso, sin embargo, también contiene una buena cantidad de antioxidantes como para ser un ingrediente cosmecéutico eficaz. Los extractos del té blanco y negro se encuentran en sueros, lociones y mascarillas que protegen la piel de los efectos de los radicales libres.

Frutas

Manzanas. Las propiedades de las manzanas son bien conocidas: previenen el cáncer, las enfermedades cardiovasculares y la diabetes, entre muchas otras. La floretina es un flavonoide antioxidante exclusivo de las manzanas y sus derivados. Es hermana del componente floridzin; ambas tienen efectos antidiabéticos. También reprimen la absorción intestinal de la glucosa y previenen la formación de los PGA. Los cosmecéuticos con floretina contribuyen a inhibir el estrés oxidativo y proteger el colágeno de la glicación.

Moras azules. El extracto de moras azules controla la glicación y son ricas en flavonoides antioxidantes. Diversos estudios han evaluado un producto cosmecéutico que contiene extracto de moras y otros ingredientes antienvejecimiento. Probaron el producto en un grupo de mujeres diabéticas con lesiones moderadas y severas causadas por la exposición al sol. Luego de doce semanas de aplicar el producto dos veces al día, los investigadores notaron una mejora considerable en la hidratación y grosor de la piel, la presencia de líneas de expresión y arrugas, firmeza, brillo y apariencia en general. No es ninguna sorpresa que este extracto sea un ingrediente antioxidante y antienvejecimiento cada vez más popular entre los dermatólogos.

Uvas. Como ya detallamos, las uvas rojas son una fuente excelente de resveratrol. El interés en el resveratrol data de principios de los noventa, cuando se descubrió que la población francesa tenía pocas probabilidades de padecer enfermedades cardiovasculares a pesar de que su dieta era muy alta en grasas. Lo que se denominó "la paradoja francesa" se explicó más adelante por el hecho de que bebían grandes cantidades de vino tinto, una fuente inagotable de resveratrol. Estudios más recientes han revelado que no es el único antioxidante que se encuentra en el vino tinto, pues éste también contiene otros polifenoles que tienen efectos protectores en los vasos sanguíneos, los mantiene saludables y previene la frecuencia de enfermedades cardiovasculares. No es necesario tomar vino para aprovechar las cualidades de las uvas rojas. Hay una variedad de cosmecéuticos con resveratrol, por lo que este uso es una forma eficaz de brindarle protección antioxidante a la piel y prevenir la glicación.

Granada (*Punica granatum*). La granada es una fruta milenaria reconocida por sus beneficios para rejuvenecer la piel. El aceite de semilla de granada promueve la regeneración de la capa superior de la piel. Por su parte, los extractos de cáscara de granada regeneran la capa inferior, activan la producción de colágeno y bloquean las enzimas que desintegran el colágeno. Además, impiden la glicación, desactivan la producción de pigmento y tienen una función antioxidante. Los numerosos beneficios de esta fruta la han convertido en un ingrediente recurrente en los cosmecéuticos para combatir el envejecimiento de la piel.

Cosmecéuticos marinos

El interés en el océano como fuente de compuestos antienvejecimiento es cada vez mayor. Hoy en día, se han extraído más de seis mil moléculas biológicamente activas de la vida marina. Muchas de ellas poseen poderes medicinales. Se han empleado para controlar la presión sanguínea, tratar enfermedades hepáticas, y como antibióticos y anticoagulantes. El estudio de la vida marina para combatir el envejecimiento de la piel es un campo en desarrollo de la dermatología y representa una nueva frontera en la cosmecéutica. Tal como las plantas terrestres, las plantas marinas son una fuente de antioxidantes. Estos compuestos crean colores hermosos que se aprecian en los arrecifes de coral y los paisajes submarinos. Los animales marinos y las aves que se alimentan de las plantas y algas del relieve submarino ingieren estos antioxidantes y los utilizan como nutrientes. Estos compuestos transmiten sus tonalidades a las criaturas que las ingieren; por eso las langostas son rojas y los flamencos rosas. A continuación enlistamos algunos de los mejores compuestos antienvejecimiento que proceden del mar.

Algas marinas

Las algas marinas son uno de los recursos más abundantes en la naturaleza. Se pueden encontrar en agua dulce y salada, en formas unicelulares y multicelulares. Si bien se confunden con plantas, no lo son, aunque tampoco son animales. Son un organismo muy distinto. Las algas son similares a las plantas porque usan pigmentos como la clorofila para sintetizar la comida mediante la fotosíntesis. Contienen vitaminas, minerales polisacáridos (un tipo de azúcar) y antioxidantes; todos ellos se pueden obtener de esta fuente natural. En la naturaleza encontramos algas marinas color café, rojo y variedades azules y verdes. Estas variaciones ocurren porque cada una contiene un pigmento único capaz de absorber la luz, el cual emplean como fuente de energía durante la fotosíntesis.

Algas marinas color café. Se trata de la variedad más estudiada de la especie. Las algas color café contienen antioxidantes polifenólicos y polisacáridos. Éstos previenen la glicación de las proteínas, reducen la inflamación y corrigen las arrugas, pues detienen la descomposición del colágeno y la elastina. Los polisacáridos bloquean la formación de los PGA y sus receptores para impedir que se acumulen en los tejidos de la piel. Si bien en las etiquetas de los productos cosmecéuticos no se enlistan los polifenoles o los polisacáridos como ingredientes, sí se incluyen los extractos de algas. La *ecklonia* (*kelp* o cava) es una de las algas marinas color café más valoradas. Numerosos estudios han revelado que la *ecklonia* tiene un sinnúmero de ingredientes saludables que la hacen muy atractiva para los conocedores.

Algas rojas. Esta especie adquiere su color brillante de antioxidantes muy eficaces llamados carotenoides. La astaxantina es un antioxidante que se obtiene de las algas rojas, *Haematococcus pluvialis*. Este antioxidante es quinientos cincuenta veces más poderoso que la vitamina E y seis mil veces más que la vitamina C. ¡Radicales libres: escóndanse! La astaxantina también protege la piel de los nocivos rayos UV, sobre todo de los UVA, de longitud de onda larga, que causan el envejecimiento de la piel. Al mismo tiempo, refrena la degradación del colágeno y la elastina, así como la pigmentación UV. La astaxantina también impide la glicación proteínica, por lo que encabeza nuestra lista de ingredientes estelares.

Otros importantes inhibidores de la glicación

Si bien estos ingredientes no proceden de plantas o del mar, se trata de antioxidantes naturales que se encuentran en el organismo. El ácido alfa lipoico y la L-carnosina se conocen por su habilidad para prevenir la glicación y brindar protección contra los radicales libres. Por ello, forman parte de nuestra lista de ingredientes estelares.

Ácido alfa lipoico (ALA, por sus siglas en inglés)

El ácido alfa lipoico es un antioxidante no enzimático que ataca los radicales libres y reduce el estrés oxidativo. Numerosos estudios científicos han demostrado que un suplemento de ácido alfa lipoico es capaz de sortear las anormalidades del colágeno, como la reticulación o la merma en su producción ocasionada por una dieta alta en azúcares. También se han estudiado los cosmecéuticos que contienen ácido alfa lipoico. Durante doce semanas varias mujeres se aplicaron una crema que contenía cinco por ciento de ácido alfa lipoico en la mitad de la cara. Notaron una mejora en la apariencia y aspereza de la piel, a diferencia de la otra mitad que se había humectado con otra crema. Este potente antioxidante es una opción prometedora para tratar el envejecimiento de la piel y reducir la glicación.

Historias de éxito
Emily

Emily es un ama de casa de cuarenta y cuatro años de edad con tres hijos adolescentes. Acudió a la doctora Farris en busca de un cambio de imagen y un tratamiento para rejuvenecer. Se quejaba de tener la cara inflamada y enrojecida, así como líneas de expresión y arrugas. Aparentaba mayor edad. La doctora Farris le explicó que padecía de rosácea ligera, muy común en las mujeres de su edad. Emily había probado cientos de remedios y admitió ser una compradora compulsiva de productos de belleza. Cuando llegó al consultorio de la doctora Farris, cargaba una bolsa llena de mercancías que había comprado y un comprobante de compra que excedía, por mucho, los resultados que éstas le proporcionaban. Lo que necesitaba era un cambio de imagen que incluía bajar de peso, un buen tratamiento para la piel y una rutina de ejercicio. Para su sorpresa, la doctora Farris examinó su dieta antes que los contenidos de su bolsa de productos de belleza. Le explicó que la ingesta de azúcar produce efectos negativos en la piel: inflama y ocasiona que ésta envejezca de manera prematura. Depuró el tratamiento facial de Emily y eliminó las mercancías complicadas y costosas. En seguida empezó la dieta y el tratamiento dérmico Adiós al azúcar. Un mes después, regresó a consulta con cuatro kilos menos. Además, el cambio en su cara era notorio. Su piel lucía menos roja. Su esposo se había dado cuenta de esto. A pesar de que nunca advertía esas cosas, le había dicho que se veía más joven. La rosácea se había corregido bastante, apenas era perceptible, y ahora se notaba el brillo natural de su piel. Emily sigue comprometida con este programa para satisfacer sus necesidades dietéticas y dérmicas.

161

L-carnosina

Este potente antioxidante inhibe la glicación y es auxiliar en los trata-mientos antienvejecimiento. Es fácil encontrarlo como suplemento. En un estudio que revisó los beneficios de este suplemento oral, se reveló que las mujeres que lo consumieron durante tres meses notaron mejoría en la apariencia de la piel, incluida la reducción de líneas de expresión superfi-ciales y arrugas. Es uno de los ingredientes antiglicación más populares en los cosmecéuticos. Diversos estudios han comprobado que este dipéptido es eficaz para prevenir la glicación, por lo que es uno de nuestros ingre-dientes predilectos.

10 La relación entre el azúcar y el ejercicio

Adiós al azúcar no se concentra sólo en la comida y el cuidado de la piel; el ejercicio es un componente fundamental del programa. Con ayuda experta de la instructora personal Liz Barnet, creamos un programa de *fitness* para todos: desde los que se la viven pegados al sillón hasta los entusiastas del gimnasio.

¿Qué tan seguido has recurrido al azúcar para inyectarte energía o comido algo dulce porque te sientes triste? Ahora que te has comprometido a superar tu dependencia al azúcar, descubrirás que otras cosas —la comida es sólo una de ellas— ocupan el lugar del azúcar en tu vida; tal es el caso del ejercicio. La actividad física es el complemento ideal para la dieta de desintoxicación y una parte esencial del programa.

Conocemos las excusas: estás muy ocupado, te duelen las rodillas desde ese accidente de esquí hace diez años, o la peor de todas, odias hacer ejercicio. Sabemos que es difícil comenzar, pero confía en nosotras: una vez que te habitúas a la rutina en seguida ves y sientes los beneficios y querrás seguir adelante. No te preocupes, tampoco es un campo militar.

Aunque no lo creas, hay una razón fisiológica por la cual el ejercicio sienta bien. Al ejercitar, secretamos endorfinas, químicos en el cerebro que brindan esa sensación de euforia después de un entrenamiento agotador. ¿Has oído hablar de "la euforia del corredor"? Es un efecto que se produce gracias a la secreción de endorfinas. El ejercicio también es un medio para desestresarse y puede contrarrestar la depresión. Hay más noticias positivas: mejora la apariencia de la piel pues, al incrementar el flujo sanguíneo en todos los tejidos, le infunde ese brillo rosado. Además, el ejercicio es bueno para la piel flácida porque los músculos tonificados suponen una mayor estructura de soporte. Así que no aceptamos más quejas sobre brazos fofos o rodillas flácidas, ¿de acuerdo?

Además de verte y sentirte bien, el ejercicio conlleva otros beneficios saludables, como la pérdida de peso, el aumento de la densidad ósea, salud cardiovascular y la disminución de la presión sanguínea, lípidos y niveles de glucosa. La Universidad Estatal Politécnica de California llevó a cabo un estudio que reveló que un buen entrenamiento es capaz de retardar el flujo sanguíneo en la parte del cerebro que controla la ingesta de alimentos, lo cual te permite ignorar esas ganas inoportunas de comer azúcar.

No vamos a agobiarte porque creemos que al eliminar el azúcar de tu dieta será muy fácil incorporar un poco de ejercicio, pues se crea un ciclo saludable: conforme te vayas sintiendo mejor con la dieta, querrás ejercitar más. Así que te verás y sentirás mucho mejor, y estarás motivado para mantener tus nuevos hábitos saludables.

Los sedentarios se vuelven virales

En el mundo moderno, casi todos vivimos sentados. Entendemos que es muy probable que las horas se te vayan en actividades sedentarias, tanto en la oficina como en tu casa. El trabajo en la oficina te encadena al escritorio durante horas. También entendemos que al llegar a casa, te guste ver la tele, o videos, o navegar en internet un par de horas más. Toda esta inactividad le da otro significado al término sedentario.

Pasamos demasiado tiempo frente a la computadora y otros aparatos electrónicos que nos facilitan la vida, aunque también nos hacen más flojos (desde que los teléfonos celulares se convirtieron en extensiones de nuestros brazos, ya ni siquiera tenemos que levantarnos para contestar el teléfono). Existe evidencia científica que demuestra que un estilo de vida sedentario es peligroso para la salud. Puede causar sobrepeso y enfermedades como síndrome metabólico y diabetes. Un estudio enfocado en adultos que alguna vez tuvieron hábitos saludables, pero que se volvieron sedentarios, reveló que inmediatamente después de ese cambio de rutina, a estos individuos se les comenzó a disparar la glucosa en la sangre después de comer. Los niveles de resistencia insulínica de estos adultos sedentarios también son más altos. Recuerda que los niveles de insulina elevados provocan que el organismo almacene grasa de forma rutinaria. La combinación de inactividad y una dieta deficiente son causantes de una grave crisis sanitaria que, literalmente, nos está matando.

Entrena para controlar la glucosa

Hacer ejercicio de manera regular supone numerosos beneficios para la salud; como prueba de ello, se han escrito cientos de manuales al respecto. En este capítulo vamos a detallar cómo el ejercicio controla y disminuye la glucosa en la sangre y por qué es importante para bajar de peso.

Los carbohidratos son el combustible del organismo. Órganos como el cerebro, el músculo esquelético, el corazón y el hígado dependen de ellos como fuente de energía cuando lo necesitan. Cuando los niveles de glucosa se elevan —por ejemplo, después de una comida rica en carbohidratos—, la insulina que se encuentra dentro del organismo le manda señales a los órganos para que almacenen esa glucosa en forma de glucógeno. El músculo esquelético guarda cerca de ochenta por ciento del glucógeno del organismo porque los músculos constituyen una porción considerable de la masa corporal. De hecho, si comparamos gramo por gramo el glucógeno que almacenan el hígado y los músculos, el primero acumula más; sin embargo, debido a su tamaño, su capacidad es menor. En cambio, el cerebro y el corazón reservan menos cantidades. Cuando los músculos se contraen durante el ejercicio, utilizan el glucógeno como combustible. Cuando la reserva de glucógeno en las fibras musculares se agota, el músculo comienza a cansarse. Después del ejercicio, los músculos absorben más glucosa y la convierten en glucógeno para remplazar el que se agotó durante el ejercicio. Otro dato interesante es que cuanto más te ejercites, los músculos se sensibilizan más a la insulina y su capacidad para acumular glucógeno aumenta. De modo que si haces ejercicio o practicas algún deporte con regularidad, tu capacidad para almacenar glucógeno es mayor, con lo cual le brindas más energía y estamina a los músculos. Por eso en los deportes el acondicionamiento y el entrenamiento son importantes. Es debido a este ciclo continuo de producción y desgaste de glucógeno en los músculos que el ejercicio es un factor esencial para controlar la glucosa en la sangre. El ejercicio le ayuda al organismo a reservar carbohidratos y aprovechar la glucosa de manera saludable.

Pequeños cambios, grandes resultados

Incluso si eres una persona sedentaria, puedes implementar cambios de inmediato, sin tener que ir al gimnasio o comprarte una caminadora. Lo único que necesitas es incrementar tu actividad física diaria. Según su definición, la actividad física es cualquier tipo de movimiento, punto. Para intensificar tu actividad física, basta con hacer cambios como empezar a subir por las escaleras y no por el elevador, por ejemplo. Si vas al centro comercial en auto, estaciónate más lejos de la entrada para caminar un poco.

Estudios científicos han revelado que hacer pausas entre actividades sedentarias puede mejorar el metabolismo de la glucosa y disminuir sus niveles en la sangre. Algo tan sencillo como levantarse de la silla y quedarse parado, o caminar cinco minutos cada hora, funciona. Hacer pausas durante actividades sedentarias contribuye a la pérdida de peso, evita subir de peso e, incluso, reduce el riesgo de padecer diabetes. Hoy en día, los doctores que atienden a pacientes con diabetes y síndrome metabólico recomiendan incrementar la actividad física diaria. Los diabéticos que hacen pausas más frecuentes durante sus actividades sedentarias han visto beneficios en su salud, como la reducción en la talla de la cintura y en los niveles de triglicéridos y glucosa después de cada comida.

Aumentar la actividad física es muy sencillo, además, notarás los resultados de inmediato.

8 maneras sencillas de incrementar el movimiento todos los días

1. Sube y baja por las escaleras y no por el elevador.
2. Camina al escritorio de un colega en vez de mandarle un correo.
3. Estaciónate una cuadra más lejos.
4. Camina al supermercado en vez de ir en auto.
5. Haz pausas de cinco minutos entre cada proyecto y estírate.
6. Bájate del camión o metro una parada antes.
7. Haz ejercicios simples en la oficina (una sentadilla, lagartijas contra la pared o el escritorio, fondos para tríceps en una silla).
8. Organízate para desglosar tus actividades en más pasos, en vez de hacer muchas cosas al mismo tiempo para terminarlas en menos.

Entrenamiento cardiovascular y de resistencia

Llevar a cabo una rutina de ejercicios más detallada implicará un poco más de esfuerzo que aumentar tu actividad física, no obstante, te prometemos que no será tan doloroso. Cuando hablamos de "rutina de ejercicios" nos referimos a una serie de actividades planeadas, estructuradas y repetitivas que se realizan para mejorar la salud, fuerza y resistencia. La recomendación que hace el gobierno estadunidense hoy en día es de ciento cincuenta minutos de ejercicio moderado a la semana, o ciento veinte de ejercicio intenso. Si esas cifras te resultan abrumadoras, dividámoslas en entrenamientos de treinta minutos. Para cumplir estas metas, podrías hacer media hora de ejercicio moderado cinco veces a la semana o media hora de ejercicio intenso cuatro veces por semana. Si todavía te parece demasiado, divídelas más: quince minutos en la mañana y otros quince en la tarde o noche, incluso diez minutos tres veces al día.

Cualquier programa de ejercicios completo incluye tanto ejercicios de resistencia como cardiovasculares, ya que ambos tienen efectos muy distintos en el cuerpo y son igual de importantes para la salud y para controlar el metabolismo de la glucosa. Se ha demostrado que la combinación de ejercicio cardiovascular y entrenamiento con pesas es ideal para reducir el riesgo de diabetes tipo 2.

Como su nombre lo indica, el ejercicio cardiovascular (cardio) bombea la sangre, acelera el metabolismo y mejora la salud cardiovascular. Acelerar el metabolismo te permite quemar más calorías, incluso dormido, y aprovechar la comida de manera más eficiente. El ejercicio cardiovascular se caracteriza por movimientos repetitivos que ponen a trabajar todo el cuerpo. Caminar, correr, subir las escaleras, bailar, patinar o practicar algún deporte son ejercicios cardiovasculares.

El entrenamiento de resistencia también se explica solo: cualquier tipo de ejercicio durante el cual los músculos se contraen debido a un factor de resistencia externa, ya sea por tu propio peso corporal o por entrenar con pesas. Este tipo de movimiento fortalece, tonifica y aumenta la masa muscular. El entrenamiento de resistencia también contribuye a fortalecer la masa ósea, por lo que es recomendable para las mujeres que corren el riesgo de desarrollar osteoporosis.

A continuación detallamos cómo te puedes beneficiar del ejercicio cardiovascular y de resistencia según tus necesidades.

Cardio

Los objetivos básicos que procurarás alcanzar al hacer cardio son: fortalecer el corazón y, como consecuencia, mejorar tu condición física. Cuando comiences a hacer ejercicio, lo primero que notarás es que el corazón te late más rápido, pues intenta transportar más sangre —y por ende, más oxígeno— a los músculos para ayudarles a producir la energía que requieren para enfrentar el movimiento. La sangre también desecha el desperdicio, como dióxido de carbono y ácido láctico, los cuales se acumulan cuando haces ejercicio. Si te ejercitas con frecuencia, el corazón se fortalece, lo cual le permite ser más eficiente a la hora de distribuir sangre al resto del organismo.

Al hacer ejercicio, advertirás que respiras más rápido y con más dificultad. Esto se debe a que esos productos de desecho le envían señales al centro respiratorio en el cerebro para que éste le indique a los músculos respiratorios que se esfuercen más. Quizá recuerdes, por tus clases de ciencias naturales de primaria, que al respirar inhalamos oxígeno y exhalamos dióxido de carbono; es lo mismo que hacen los glóbulos rojos en todo el cuerpo. Cuando respiras a un ritmo más acelerado, los pulmones se llenan con oxígeno; después los glóbulos rojos lo depositan en los músculos mediante una proteína llamada hemoglobina. Cuando ésta llega a los músculos, no regresa vacía. Deposita el preciado oxígeno en los músculos y recolecta los desechos, sobre todo el dióxido de carbono, para regresarlos a los pulmones. De vuelta a la base, entrega su carga de dióxido de carbono y reúne más oxígeno para los músculos. Este ciclo se repite una y otra vez. Así que no sólo se trata de jadear; toda esa respiración es buena. Cuanto más oxígeno procese el organismo a través del sistema respiratorio, con mayor eficiencia trabajarán los músculos. A la vez, cuantas más calorías quemes, más te fortalecerás. Y, desde luego, cuanto más ejercicio hagas, más eficiente se vuelve este sistema.

Como ya se mencionó, caminar, hacer senderismo, trotar, correr, hacer ciclismo, saltar la cuerda, nadar y, desde luego, todo tipo de deportes como el tenis, se consideran cardio. Esquiar o hacer alpinismo en invierno es magnífico para los entusiastas de las actividades al aire libre. Hay nuevas y divertidas modalidades de cardio como zumba, *hip-hop*, boxeo aeróbico o *spinning*. Elige la que más te convenga y trabaja en tu resistencia y condición física poco a poco. Importante: si padeces problemas en las articulaciones, es recomendable elegir alguna actividad de bajo impacto, como la natación o el ciclismo.

Es fundamental que empieces a hacer ejercicio de manera gradual y que no hagas esfuerzos excesivos (si es tu primera vez, asegúrate de inscribirte a una clase para principiantes). Recuerda que una carrera se gana con constancia y paciencia. La meta no es excederte, sino incrementar tu resistencia despacio. Sigue el entrenamiento por lo menos durante cuatro semanas o los 31 días del programa Adiós al azúcar y empezarás a identificar cambios asombrosos en tu cuerpo y resistencia.

La resistencia es una serie de respuestas fisiológicas adaptables que se presentan durante un tiempo como resultado del ejercicio regular. Estas respuestas aumentan la estamina y te permiten ejercitar durante más tiempo, con lo cual mejoras tu condición física. A las semanas de comenzar a entrenar, el corazón empezará a bombear con mayor eficiencia, lo cual te permitirá resistir los entrenamientos sin que la frecuencia cardiaca se eleve tanto. El organismo será capaz de repartir más oxígeno a los músculos que están trabajando y esto disminuirá la frecuencia respiratoria, puesto que ese oxígeno llegará a los músculos de manera más eficiente. Además, los músculos conseguirán almacenar más glucógeno; con ello serás capaz de ejercitar más tiempo. El objetivo es volverte más resistente. Sin embargo, no se consigue de la noche a la mañana, sino de manera gradual, un paso a la vez.

Nota: antes de comenzar cualquier tipo de entrenamiento cardiovascular que acelere la frecuencia cardiaca, es recomendable consultarlo con tu médico.

Entrenamiento de resistencia

Se suele subestimar el entrenamiento de resistencia o fuerza. Todos perdemos masa muscular con la edad: a partir de los cuarenta y cinco años, la persona promedio pierde uno por ciento de masa muscular cada año; a partir de los cincuenta, el porcentaje incrementa dos por ciento. La mejor manera de aumentar el volumen de la masa muscular y fortalecer los músculos es por medio del entrenamiento de resistencia. Al realizar actividades cotidianas, el riesgo de lesionarse también disminuye con este tipo de entrenamiento. Asimismo, las caídas son menos frecuentes y mucho más probable ser independiente y autosuficiente llegada la vejez.

Por otra parte, los músculos esculpidos te hacen lucir mejor. A veces las mujeres temen entrenar con pesas por miedo a desarrollar una musculatura exagerada. Esto no es probable porque las mujeres no producen suficiente testosterona de forma natural. Los músculos esculpidos y bien definidos le dan un aspecto firme a la piel, y reducen la aparición de celulitis y flacidez. Tampoco hay que olvidar que al tonificar los músculos se queman calorías: cuantos más músculos, más desgaste calórico, incluso en periodos de inactividad. Son muchas las virtudes del ejercicio. Si bien es cierto que definir los músculos lleva su tiempo (por las diferencias en la constitución hormonal y en la estructura muscular, para las mujeres es más difícil que para los hombres aumentar y mantener la masa muscular), lo que sucede tras bambalinas tiene resultados inmediatos. Como con el cardio, el entrenamiento de resistencia mejora el metabolismo de la glucosa, controla su presencia en la sangre y refina la sensibilidad frente a la insulina.

Ahora que entiendes los principios básicos, ¿por qué no levantarse del sillón y comenzar con el régimen de ejercicios de Adiós al azúcar?

Cómo calcular la frecuencia cardiaca ideal

Para maximizar las virtudes del ejercicio, es preciso asegurarse de que la frecuencia cardiaca sea la adecuada. Para ejercitarte de manera segura y eficaz, conoce la tuya y respétala durante el entrenamiento.

Empieza por calcular la frecuencia cardiaca máxima por medio de esta fórmula: 220 menos tu edad. Existen métodos más complicados para calcularla, sin embargo, éste es el más sencillo para obtener una aproximación. Por ejemplo, si tienes 40 años, tu frecuencia cardiaca máxima es: 180 latidos por minuto (220–40 = 180). Éste es el límite de tu frecuencia cardiaca ideal y dependerá de tu experiencia y salud.

El rango de la frecuencia cardiaca ideal de cualquier individuo oscila entre 50 y 75 por ciento de la frecuencia cardiaca máxima. Es el rango deseable durante el ejercicio para no poner en riesgo la salud. Para obtener la frecuencia cardiaca ideal, multiplica la frecuencia cardiaca máxima por 0.5 (50 por ciento) para obtener el rango más bajo, y después multiplica la frecuencia cardiaca máxima de nuevo, esta vez por 0.75 (75 por ciento) para obtener el rango más alto. A partir de nuestro ejemplo, para una frecuencia cardiaca máxima de 180 latidos por minuto, la frecuencia cardiaca ideal es 90 a 135 latidos por minuto ($180 \times 0.5 = 90$;

180 × 0.75 = 135). Según la Asociación Cardiaca Estadunidense, es un rango seguro durante cualquier rutina de ejercicio.

Al mantener la frecuencia cardiaca dentro de este rango, quemarás calorías sin esforzarte de manera excesiva. Es posible aprender a determinar la intensidad del entrenamiento y notar resultados con el tiempo. Puedes monitorear la frecuencia cardiaca durante el ejercicio al colocar los dedos índice y del medio (no el pulgar) en la parte interior de la muñeca y contar los latidos durante diez segundos; después multiplícalos por seis. Así obtendrás la frecuencia cardiaca por minuto. Muchas máquinas de cardio tienen una función que calcula la frecuencia cardiaca del usuario. O bien, encontrarás aparatos sencillos que la miden en cualquier tienda de artículos deportivos.

Guía para principiantes

Lo más difícil de hacer ejercicio es tener o reservar el tiempo para hacerlo. Lo cierto es que es más probable que quienes lo han integrado a su rutina cotidiana persistan y obtengan resultados. El truco consiste en dedicarle un horario acotado aunque regular a los entrenamientos, de la misma manera que ni por error te perderías tu serie de televisión favorita.

Si tus actividades laborales son opresivas, lo mejor será hacer ejercicio en la mañana. De este modo, habrás cumplido antes de que empiecen las actividades del día; además, es menos probable que surjan compromisos repentinos que te impidan ejercitar. Si tienes hijos y los preparas para ir a la escuela, te conviene entrenar a la hora del almuerzo o después del trabajo. Ten en cuenta que entrenar quita el estrés y ayuda a ponerle pausa a las preocupaciones y responsabilidades cotidianas. Si viajas por negocios, acostúmbrate a llevar tu ropa para entrenar para que puedas seguir con tu rutina (intenta viajar con tu DVD o video de ejercicios favoritos en la computadora para entrenar en la habitación; algunos hoteles tienen gimnasio para los huéspedes).

Si es la primera vez que haces ejercicio, entendemos que te podría intimidar inscribirte a un gimnasio. Sin embargo, aunque te parezca que los gimnasios están llenos de modelos esculpidos, la verdad es que encontrarás a todo tipo de personas. Es muy probable que conozcas a otro novato. Si no estás listo, te recomendamos empezar con una combinación de actividades al exterior y en casa. (Hacer cardio en un parque te permitirá disfrutar de la naturaleza.)

Antes de empezar con tu rutina de cardio, asegúrate de que tus zapatos deportivos para correr o caminar te queden bien. Los dermatólogos atienden a muchos pacientes con problemas en los pies, como ampollas y callos causados por zapatos inapropiados. Si tus zapatos no te brindan confort y espacio en la zona de los dedos, te pueden lastimar las uñas. Asegúrate de que los calcetines sean ajustados, no muy voluminosos. Si vas a ejercitarte en la calle, no olvides el protector solar y una gorra. Hazlo temprano por la mañana, o después de las cuatro de la tarde. Al evitar las horas pico de los rayos del sol tu piel se mantendrá saludable y minimizarás el riesgo de desarrollar cáncer de piel.

En el caso del entrenamiento de resistencia, necesitarás un par de herramientas sencillas que podrás conseguir en cualquier tienda. Un tapete para yoga es fundamental y lo encuentras en cualquier tienda. También te recomendamos unas mancuernas de un kilo si eres principiante o de cinco si tienes más experiencia.

Tu rutina de cardio

Cardio para principiantes

Los principiantes deben comenzar con treinta minutos de cardio moderado a una intensidad que mantenga la frecuencia cardiaca dentro del rango ideal. Elige cualquier tipo de ejercicio que te llame la atención. El más sencillo es caminar a paso rápido y enérgico. Numerosos estudios han revelado que caminar a este ritmo es bueno para la salud cardiovascular y estimula la pérdida de peso. Para entretenerte, escucha música con audífonos. Ponte retos como qué tan rápido puedes caminar a ese paso hasta llegar a una meta, como a una esquina o un farol. Cuando caminas con un amigo, el tiempo transcurre más rápido y la compañía los mantiene motivados a ambos. En la oficina, haz una pausa de tus actividades y sube y baja las escaleras un par de veces. Si prefieres ejercitarte en casa, hay muchos programas en la televisión e internet en los que expertos en *fitness* hacen rutinas de cardio. Elige el que te guste y síguelo durante treinta minutos. Los videos de ejercicios te facilitarán incluir una rutina de cardio en tu día a día.

Es preciso hacer cardio por lo menos tres veces a la semana. Los principiantes deben empezar con veinte minutos de actividad cardiovascular. Si te parece demasiado, entonces dedícale diez minutos, pero intenta hacer algo todos los días. Así tu cuerpo se ajustará a este cambio de actividades. Una vez que alcances el umbral de veinte minutos con facilidad, añádele un minuto más a tu rutina cada día hasta que llegues a los treinta minutos. Éste será tu nuevo punto de referencia. No tienes que cumplir con los treinta minutos de corrido; divídelos en dos entrenamientos de quince minutos a lo largo del día. Conforme adquieras mayor condición física, entrena cuatro o cinco veces a la semana.

Cardio moderado y avanzado

Si has estado ejercitando con regularidad es momento de subir el ritmo. Lo puedes llevar a cabo al prolongar la duración de tu entrenamiento. Por ejemplo, si sueles hacer treinta minutos diarios, intenta aumentar dos minutos por entrenamiento un día sí y otro no, hasta llegar a sesenta minutos. Este incremento mejorará tu condición física y resistencia. No olvides monitorear tu frecuencia cardiaca cuando aumentes el tiempo e intensidad del ejercicio, y asegúrate de mantenerlo dentro del rango ideal.

Para intensificar tu entrenamiento, súmale colinas a tu caminata, carrera o paseo en bici. Una de las ventajas de ejercitarse en un gimnasio es que el equipo te permite aumentar la intensidad con facilidad:

las caminadoras tienen una función que eleva la inclinación del aparato para simular una caminata cuesta arriba, lo mismo que las bicicletas y escaladoras.

Otro beneficio del gimnasio es que la mayoría ofrece una gran variedad de ejercicios: clases de *spinning*, baile aeróbico, pilates, etcétera. Son ejemplos de cardio más avanzado y además, muy divertidos. El secreto para el éxito es encontrar una actividad que te guste y ser persistente.

Entrenamiento de alta intensidad

Es probable que hayas escuchado hablar del entrenamiento de alta intensidad. Si bien este tipo de ejercicio no es para todos, es importante mencionarlo en este capítulo. Se trata de un entrenamiento de alta intensidad, pero de volumen acotado, que se ha popularizado porque ahorra tiempo y tiene resultados rápidos. Consiste en aceleraciones de cardio de alta intensidad durante un tiempo que se alternan con periodos de descanso. Aquí, las aceleraciones de cardio de alta intensidad se limitarán a un minuto. Un ejemplo sería pedalear o correr a toda velocidad durante un minuto, después descansar un minuto y repetir durante diez o veinte minutos. Incluso acotar las aceleraciones a veinte segundos, descansar diez y hacer ocho series supone cuatro minutos satisfactorios de un entrenamiento de alta intensidad.

Existen estudios que han comprobado que este tipo de ejercicio aumenta la resistencia y condición física, y disminuye los niveles de glucosa en la sangre. Se trata de un ejercicio de nivel avanzado y debe realizarse bajo la supervisión de un médico y un entrenador profesional. Incluso si tu condición física no es óptima, te puedes beneficiar de una versión más suave de este entrenamiento. Por ejemplo, si llevas varias semanas haciendo la misma caminata de un kilómetro, dale un giro: sin caer en extremos, procura que tus intervalos de alta intensidad estén apenas por encima de tu intensidad habitual. Recuerda que es preciso intercalar aceleramientos muy breves con descansos más prolongados que cada aceleramiento. Por ejemplo, si caminas, procura trotar durante treinta o sesenta segundos, después descansa durante uno o dos minutos. Si se te facilita trotar, entonces intenta correr durante treinta segundos o correr a toda velocidad durante quince, después descansa un minuto o medio respectivamente. La regla de oro es: cuanto más intensidad, menor será el intervalo y mayor el tiempo de recuperación. Esto te garantizará un buen entrenamiento libre de riesgos.

Si no te sientes cómodo con la idea de incrementar la velocidad, modifica tus actividades. Descansa a lo largo de tu rutina de ejercicios para hacer saltos de tijeras o tírate al piso para hacer lagartijas o simplemente sostén esa postura lo más que puedas. Variar la velocidad o intensidad del entrenamiento retará a tu cuerpo y lo mantendrá en suspenso. Así como la mente se aburre de la misma rutina de siempre, el organismo puede estancarse; de esto resulta que no le pones la misma atención y te vuelves descuidado. Las anteriores son maneras seguras y asequibles para evitar estancamientos y optimizar tus resultados.

Construye músculo y quema grasa: rutina de ejercicios de resistencia

Si bien la mayoría cree que el entrenamiento con pesas es cosa de hombres, las mujeres se benefician de este tipo de ejercicio tanto como ellos, si no es que más. Es un hecho que con la edad se pierde masa muscular. Esto supone a su vez la reducción del índice metabólico. Es decir, es más probable que almacenes calorías extra en forma de grasa. Desde luego, para cualquiera esto es indeseable. Todos los días, la doctora Farris atiende a pacientes que buscan tratamientos láser u otro tipo de soluciones inmediatas para deshacerse de la grasa que les sobra. Algunos se quejan de grasa abdominal, otros se obsesionan con los muslos. Estos pacientes no se dan cuenta de que no necesitan un doctor para deshacerse de esa grasa indeseable. Si se ejercitaran con pesas podrían aprovecharse del máximo quemador de grasa: ¡su propio peso! Si bien es cierto que treinta minutos de cardio queman más grasa que treinta de entrenamiento de resistencia, este último te permite seguir quemando calorías incluso al terminar el entrenamiento, es decir, el desgaste es mayor. Esto se debe a que la actividad metabólica del músculo es mayor que la de la grasa y requiere más calorías y energía. Medio kilo de músculo requiere cincuenta calorías al día para sostenerlo, esto es, el músculo quema calorías incluso durante periodos de descanso. La buena noticia es que con cualquier entrenamiento de resistencia, como hacer ejercicio con pesas, puedes fortalecer los músculos a cualquier edad. (Importante: si eres novato, pídele a un entrenador profesional que te enseñe a hacerlo.)

Como se detalló anteriormente, el entrenamiento de resistencia está diseñado para fortalecer los músculos de manera progresiva a partir de tu propio peso corporal o algún peso externo al hacer ejercicios como sentadillas, desplantes o lagartijas. Cada grupo muscular se trabaja mediante una serie de movimientos repetitivos. Cualquier entrenamiento básico debería enfocarse en los bíceps, tríceps, hombros, espalda, pecho, abdomen, glúteos, muslos y pantorrillas. Es importante destacar que no es posible eliminar la grasa de un punto específico por medio del ejercicio con pesas. Por eso hacer sentadillas o abdominales no derrite la grasa abdominal como si fuera magia, así como tampoco levantar las piernas con pesas abrochadas a los tobillos adelgaza los muslos. Al ejercitar todos los grupos musculares se incrementa la masa muscular, lo cual a su vez convierte el cuerpo en una eficiente máquina quema grasa. La mejor manera de aprovechar el entrenamiento de resistencia es enfocarte en grupos de músculos más grandes; cuantos más músculos emplees a la vez, mayor será el desgaste calórico.

Elige tu propia aventura con cautela

Antes de hacer los ejercicios de resistencia de la siguiente sección, debes considerar algunos aspectos. Ten en cuenta que el objetivo de un ejercicio en particular debería ser ejecutarlo de forma adecuada: con la resistencia suficiente para que éste represente un reto para los músculos.

En ocasiones bastará con tu propio peso corporal, como en el caso de las lagartijas y sentadillas. Otras veces será necesario recurrir a una carga adicional, como una pesa. Bastará con que tengas a la mano un par de mancuernas: unas de dos kilos y otras de cuatro. Si eres principiante, entonces también te convendrá adquirir mancuernas de un kilo. Una banda de resistencia es útil para variar algunos ejercicios e imprimirle novedad a tu entrenamiento.

Es fundamental encontrar el equilibrio entre el ejercicio y las pausas, igual que en el caso de las rutinas de cardio. Es útil pensar en los ejercicios de resistencia en términos de repeticiones y series. Una repetición implica hacer un ejercicio completo una sola vez, de forma adecuada y de principio a fin. Una serie se refiere a un determinado número de repeticiones llevadas a cabo en un lapso de tiempo, una después de la otra. Sugerimos que para cualquier ejercicio, te propongas completar entre ocho y doce repeticiones por serie y entre dos y tres series. Esta división de las repeticiones y series es buena para la condición física y la salud, fortalecer los músculos gradualmente y corregir la postura.

Para determinar si estás cargando el peso adecuado en un ejercicio, toma en cuenta que las últimas repeticiones de cada serie deben causarte dificultad, sobre todo la última serie.

Entrenamiento de resistencia básico (con pesas)

Equipo. Necesitarás un par de pesas, además de un tapete o toalla para apoyarte en el piso, una silla o banca. Opcional: pelota inflable para hacer ejercicio.

Ropa y entorno. Debes usar ropa cómoda, ninguna prenda demasiado floja ni restrictiva, y tus zapatos deportivos. Puedes realizar estos ejercicios en donde sea: en el gimnasio o en tu propia sala.

Si bien hay una cantidad enorme de ejercicios de donde elegir, a veces, cuanto más simples, mejor. Seleccionamos los siguientes porque son sencillos y eficaces, ponen a trabajar los grupos musculares más grandes y la mayoría los conocen. El riesgo de lesionarse es mínimo, siempre y cuando se realicen de forma adecuada. Recomendamos hacer modificaciones (en la carga, orden, número de repeticiones, periodos de descanso) para desafiar al cuerpo sin desviarse de esta selección.

Encontrarás la posición y las instrucciones para cada ejercicio en su versión básica, intermedia y avanzada.

Sentadilla

La sentadilla tonifica todo el cuerpo; pone a trabajar los músculos más grandes del miembro inferior, con lo cual el desgaste calórico es mayor. Este ejercicio mejora la condición física y la fuerza en casi cualquier actividad: ciclismo, senderismo, caminar, esquiar, bailar e incluso levantarse de una silla. Además, la sentadilla esculpe las piernas y levanta el trasero.

Posición. En posición erguida con los pies separados a la altura de la cadera, dirigir los dedos de los pies al frente o abrirlos un poco. La sentadilla se puede ejecutar sin peso (principiantes), con los brazos colgados a los lados sosteniendo una pesa en cada mano (intermedio) o con el peso descansando en cada hombro (avanzado).

Ejecución. Erguido, flexionar la cadera y las rodillas y descender despacio con los glúteos, como si fueras a sentarte en una silla imaginaria. (A los principiantes o aquellos con equilibrio precario, se les recomienda utilizar una silla como guía y apoyo.) Inhalar al descender hasta que los muslos queden en posición paralela con respecto al suelo, exhalar al empujar hacia arriba para volverse a erguirse.

Nota: Mantener la espalda erguida y procurar no inclinar el torso hacia delante. Asegurarse de no arquear la parte superior de la espalda ni empujar los hombros hacia delante, sobre todo si se ejecuta con pesas. Cuidar la alineación de las rodillas con los dedos de los pies y la cadera, no desplazarlas hacia dentro.

Plancha

Todo el mundo puede y debe incluir este ejercicio en su rutina. Es mucho más eficaz que las abdominales para tonificar los músculos del tronco; además, si se ejecuta bien, esculpe todos los músculos. En vez de hacer repeticiones, sostén la postura todo lo posible e intenta sostenerla más tiempo en cada ejercicio.

Posición. Para hacer una plancha elevada (similar a la posición elevada de una lagartija; página 181), la posición inicial es acostado mirando al suelo (o a una banca) con las piernas estiradas, los pies separados a la altura de la cadera y las manos separadas a la altura de los hombros. Asegurarse de alinear las muñecas, los codos y los hombros. En caso de sensibilidad en las muñecas, cerrar el puño y apoyarse en los nudillos, o bien, hacer una plancha con los antebrazos; ésta requiere la misma postura que la plancha elevada sólo que descansas en los antebrazos y los codos (colocar los antebrazos contra el suelo y debajo de los hombros, ya sea en paralelo o con las manos cerradas para que los brazos formen una V invertida de los codos a las muñecas).

Ejercicio. Despegar el cuerpo del piso (apoyándose en las puntas de los pies y las manos) hasta formar una línea recta de los hombros a los pies. Respirar profundo y con regularidad, sostener la postura todo lo posible, por lo menos treinta segundos. Descansar y reiniciar en los lapsos deseados.

Nota: Durante la respiración es fundamental hacer presión en el abdomen. Mirar al suelo o las manos para mantener el cuello estirado y relajado. No dejar caer la cadera ni elevarla. Apretar cada músculo de la cabeza a los dedos.

Lagartijas

Si la ejecución es correcta, este ejercicio fortalece el tronco y la parte superior del cuerpo. Es un movimiento útil para la vida cotidiana, pues te ayudará a levantarte de la cama o del suelo. Tonificarás los tríceps y los músculos del pecho. Las lagartijas son útiles para las mujeres que quieren combatir los efectos de la gravedad en el tronco.

Posición. Colocar las manos separadas ligeramente alejadas de los hombros contra una pared (principiantes), una banca o mesa (intermedio) o el suelo y adoptar la posición de la plancha (para una versión avanzada, véanse los detalles del ejercicio anterior). O bien, en vez de colocar las manos en una plataforma elevada, apoyarlas en el suelo, asumir la posición de la plancha pero apoyar las rodillas. Asegurarse de alinear la cabeza con el cuello y mirar hacia el frente.

Ejercicio. Flexionar los codos por lo menos 90 grados, inhalar al mismo tiempo, descender el cuerpo en línea recta. Volver a la posición inicial estirando los brazos y exhalando.

Nota: Es fundamental hacer presión en los músculos del tronco, jalar la zona del ombligo hacia la columna vertebral. No dejar caer la cadera ni elevar los glúteos. Para ejecutar una lagartija tradicional, apuntar los codos hacia los lados. Para una lagartija de tríceps o "yoga", mantener los codos pegados al cuerpo. Esta última variante es más sencilla para aquellos con problemas en los hombros.

Remo

Es fundamental contrarrestar cualquier ejercicio que requiera hacer presión (como la lagartija) con por lo menos uno que implique jalar. Esto se debe a que nuestro estilo de vida sedentario, como sentarnos frente a la computadora durante muchas horas, nos orilla a asumir una postura incómoda, poco atractiva y jorobada. Si padeces de frecuentes tensiones en el cuello, hombros y espalda, asegúrate de añadir a tu rutina varios movimientos que impliquen remar o jalar, como los que se detallan a continuación. Mejorarán tu postura, combatirán la acumulación de grasa en la espalda y reducirán el riesgo de lesiones.

Posición. El remo tiene diversas variantes: con bandas, cables o mancuernas. En los primeros dos casos, asegurar la banda o cable a la altura del pecho contra una estructura como una columna, se jalará con ambas manos con un movimiento horizontal y paralelo al suelo. Otra alternativa es asegurar la banda o cable más arriba, encima de la cabeza, para jalar hacia abajo y en diagonal. Estas dos posiciones trabajan músculos distintos y son igual de útiles. Si se usan mancuernas, colocarse de pie con el torso inclinado a 45 grados del suelo (no recomendable para individuos que padezcan problemas en la espalada baja). En cualquier caso, flexionar un poco las rodillas y mantener la cadera flexible, estirar la columna y apretar el tronco.

Ejercicio. Empezar con los brazos estirados, apretar los omóplatos y flexionar los brazos hacia atrás, guiar el movimiento con los codos y exhalar. Estirar los brazos y adoptar la posición inicial. Inhalar.

Nota: No elevar los hombros a las orejas en ninguna de las posiciones. Apretar el abdomen para sostener el peso de la espalda baja. A los principiantes se les recomienda mantener los codos muy cerca de los laterales al hacer el movimiento. Para una variación más avanzada, ampliar los codos al jalar el peso hacia atrás, siguiendo la misma línea que al hacer una lagartija.

Desplantes

Hay varias maneras de hacer desplantes, sin embargo, es esencial perfeccionar la técnica básica antes de ejecutar otras versiones más avanzadas o complicadas. Los desplantes son útiles para mejorar el equilibrio puesto que las piernas hacen dos movimientos al mismo tiempo y no se colocan una al lado de la otra. Como las sentadillas, los desplantes trabajan los músculos de los miembros inferiores y, por lo tanto, son fundamentales para incrementar y tonificar la masa muscular, así como quemar calorías.

Posición. Empezar erguido con los pies paralelos, separados a la altura de la cadera. Dar un paso al frente con una pierna (a unos 30 cm de distancia). Principiantes: mantener esta posición para ejecutar desplantes estáticos.

Ejercicio. Flexionar las rodillas hasta formar un ángulo de 90 grados, inhalar. Estirar las piernas y volver a la posición inicial, exhalar.

Para los desplantes estáticos mantener una pierna delante de la otra durante todas las repeticiones. Los desplantes en reversa son una variación intermedia: mantener un pie pegado al suelo, dar un paso hacia atrás con el otro y flexionar las rodillas al mismo tiempo. Volver a la posición inicial. Los desplantes hacia delante son una variación avanzada: mantener un pie pegado al suelo, dar un paso al frente con el otro y flexionar las rodillas al mismo tiempo. Volver a la posición inicial.

Nota: Sin importar qué pie se coloque al frente, distribuir el peso en el talón de dicho pie. Si se pone demasiado peso en los dedos del pie (sobre todo en los desplantes hacia delante) el talón se levantará, con lo cual se le pone una presión innecesaria a la rodilla. Como consecuencia, el desplante es menos eficaz. Sin importar qué pie se coloque atrás, separar el talón del suelo para distribuir el peso en el tercio anterior. Mantener el torso erguido y los abdominales tensos, sin importar qué variación se ejecute. Hacer los desplantes con o sin peso.

Press **tras nuca**

El *press* tras nuca esculpe los brazos y hombros al mismo tiempo que pone a prueba la fuerza del tronco. Se trata de un ejercicio que implica empujar o apretar, así que no olvides contrarrestarlo con un ejercicio de remo o que implique jalar.

Posición. Empezar erguido con los pies paralelos, separados a la altura de la cadera. Sostener una mancuerna en cada mano a la altura de los hombros, las palmas hacia dentro. Para una versión más avanzada, abrir las mancuernas con las palmas viendo al frente.

Ejercicio. Estirar los brazos por encima de la cabeza, exhalar. Regresar a la posición inicial, inhalar. Principiantes (palmas hacia dentro): las pesas suben y bajan en línea recta. Palmas viendo al frente: las pesas suben en forma de arco hasta tocarse por encima de la cabeza, regresar a la posición inicial.

Nota: Cadera flexible y rodillas flexionadas, apretar abdomen, sobre todo al subir. Si se tienen problemas de espalda baja y hombros recomendamos omitir este ejercicio.

Este cuadro de ejercicios básicos te ayudará a desarrollar tu propia rutina. Consulta los consejos de las páginas 189 y 190 para complementar con cardio y así diseñar un programa de una semana.

Cómo diseñar tu programa de ejercicios

EJERCICIO	PRINCIPIANTE	INTERMEDIO	AVANZADO	SERIES	REPETICIONES
Sentadilla	Con silla o banca, sin peso	Sostener mancuernas a los lados, palmas hacia dentro	Codos flexionados, peso en los hombros	3	8-12
Plancha en manos o codos	Pies paralelos y bien separados	Pies paralelos, separados a la altura de la cadera	Pies juntos o un pie arriba	2-3	Empezar con 15 segundos y aumentar hasta 30-90
Lagartijas	Rodillas apoyadas en el suelo, o de pie, con las manos apoyadas en la pared	En pendiente con las manos apoyadas en una banca o mesa	Posición de lagartija	2-3	Empezar con 5, añadir una en cada serie y terminar con 8-12
Desplantes	Posición de desplante (los pies no se mueven)	Desplante en reversa.	Desplante hacia delante.	2-3 por pierna	8-12
Remo	Con banda o cable, agarre estrecho, codos hacia dentro	Inclinado, agarre estrecho, codos hacia dentro	Inclinado, agarre amplio, codos hacia fuera	3	8-12
Press tras nuca	Sentado en una silla, agarre estrecho	De pie, agarre estrecho	De pie, agarre amplio	2-3	8-12

No olvides estirarte

Es increíble la cantidad de personas que no se estiran antes o después de hacer ejercicio. Es importante calentar cinco minutos antes de ejercitar con estiramientos suaves de los músculos que vas a trabajar. Un buen estiramiento después del entrenamiento es indispensable puesto que los músculos responden mejor en ese momento. Después de cualquier tipo de entrenamiento, debes dedicarle por lo menos diez minutos a estirarte. No tienes que hacer todos estos estiramientos, sin embargo, aprovecha aquellos que se enfocan en los músculos que vas a trabajar. La siguiente es una lista de nuestros favoritos.

Espalda baja. Recostarse boca arriba en un tapete o en el suelo. Flexionar las piernas y apoyar las plantas de los pies en el suelo, llevarse las manos detrás de las rodillas y separar los pies del suelo. Abrazar las rodillas sobre el pecho, presionar la espalda contra el suelo. Este movimiento estirará la espalda baja. Sostener quince segundos.

Cadera y glúteos. Recostarse boca arriba en un tapete con las rodillas flexionadas, el pie izquierdo apoyado en el suelo, el tobillo derecho apoyado en el muslo izquierdo por encima de la rodilla. Las piernas se asemejarán al número cuatro. Abrazar la pierna izquierda con ambas manos y elevarla con delicadeza hacia el pecho. Tener cuidado de no estirar de más, se busca crear un poco de tensión en la cadera derecha y glúteos. Sostener quince segundos y soltar. Repetir el movimiento con la pierna izquierda encima del muslo derecho.

Músculos isquiotibiales. Para estirar los músculos de la parte trasera de los muslos, comenzar por recostarse boca arriba con las rodillas flexionadas y las plantas de los pies apoyadas en el piso. Levantar la pierna derecha: la pierna estirada y la rodilla y el pie ligeramente flexionados. Estirar los brazos para poner las manos alrededor de la pierna por encima de la rodilla derecha, mantener la cadera en el suelo. Jalar la pierna derecha hacia el pecho con suavidad hasta sentir un estiramiento suave en la parte trasera del muslo derecho. Sostener quince segundos y repetir en el otro lado.

Estiramiento abdominal. Recostarse boca abajo con las palmas apoyadas en el suelo a la altura de los hombros, flexionar los codos y apuntarlos hacia el techo. Estirar los dedos de los pies. Estirar los brazos, mantener la cabeza alineada a la columna y la cadera pegada al suelo, estirar el torso. Exhalar al estirar los brazos. Sostener cinco segundos y repetir tres veces.

Hombros y parte superior de la espalda. De rodillas en el suelo, sentarse sobre los talones y repartir el peso del cuerpo en los muslos. Estirar los brazos al frente con las palmas contra el suelo. Sentir el estiramiento en los hombros y espalda. Sostener quince segundos.

Cuadríceps. Acostarse del lado izquierdo. Estirar el brazo izquierdo por delante, dejar reposar la cabeza sobre el suelo. Mantener la pierna izquierda estirada y doblar la rodilla derecha. Tomar el tobillo derecho con la mano derecha y llevar el talón hacia los glúteos. Jalar al sentir una ligera tensión al frente del muslo. Cuidado de no estirar demasiado la rodilla. Sostener quince segundos y repetir en el lado opuesto.

Interior del muslo. Sentado en el suelo, flexionar las piernas, abrir las rodillas y pegar las plantas de los pies. Intentar mantener los pies cerca del cuerpo. Apoyar las manos en las rodillas, inclinarse hacia delante y empujar las rodillas hacia abajo con suavidad. Sentir una tensión suave en el interior de los muslos. Sostener quince segundos.

Pantorrillas. De pie a unos 30 cm de distancia de la pared, colocar los antebrazos contra la pared e inclinarse hacia delante. Dar un paso hacia atrás con la pierna derecha, mantenerla bien estirada, bajar el talón derecho. Sentir una tensión suave en la pantorrilla derecha. Sostener quince segundos y repetir con la pierna izquierda.

Pecho. Ya sea sentado o de pie, estirar los brazos a los lados con las palmas viendo al frente. Relajar el cuello y llevar los brazos hacia atrás. Sostener, sentir una tensión suave en el pecho. Sostener quince segundos.

Palmas hacia arriba. Ya sea sentado o de pie, estirar el brazo derecho al frente con la palma hacia arriba. Tomar los dedos derechos con la mano izquierda, dirigir los dedos hacia abajo y jalarlos hacia atrás. Sentir el estiramiento suave en el antebrazo derecho. Sostener quince segundos y repetir con el brazo izquierdo.

Estiramiento de tríceps detrás de la cabeza. Ya sea sentado o de pie, dejar caer la barbilla al pecho y levantar el brazo derecho estirado con la palma al frente. Doblar el codo y dejar caer la mano derecha a la altura de la nuca (la palma hacia dentro). Abrazar el tríceps derecho con el brazo izquierdo y jalarlo con delicadeza hacia la izquierda. Sentir un estiramiento suave en la parte posterior del brazo derecho superior. Sostener quince segundos y repetir del otro lado.

Estiramiento lateral de torso. De pie con los pies alineados a la altura de los hombros, apuntar los dedos de los pies al frente. Colocar la mano derecha en la cadera derecha a manera de apoyo. Con el tronco erguido, elevar el brazo izquierdo por encima de la cabeza e inclinar el torso a la derecha. Sostener quince segundos y repetir del otro lado.

Rotaciones de cuello. Ya sea de pie o sentado dejar caer la barbilla, mantenerla pegada al pecho y girar el cuello de hombro a hombro. El movimiento debe ser suave y controlado. Girar la barbilla, de un lado a otro, diez veces.

El escenario ideal

Como ya se discutió en otros capítulos, es aconsejable que durante el programa 3 días sin azúcar no se intenten ejercicios o rutinas nuevas. Incluso para quienes ejerciten de manera regular es recomendable que disminuyan el ritmo durante esta fase estricta y se limiten a caminar, hacer yoga o estiramientos.

Una vez que comience la semana uno, es posible incrementar el ritmo de los entrenamientos. A continuación enlistamos algunas rutinas de ejercicios pensadas para distintos niveles y experiencias.

Principiantes. Rutina de resistencia de bajo impacto y ejercicios cardiovasculares dos días a la semana, cada uno. Combinar ambos en una misma rutina, sin embargo, mantenerse activo por lo menos cuatro días a la semana. Incluir entrenamiento de alta intensidad para fortalecer la estamina. Consultar el siguiente cuadro.

Ejercicios para el programa 3 días sin azúcar, principiantes

DOMINGO	LUNES	MARTES	MIÉRCOLES	JUEVES	VIERNES	SÁBADO
Caminata de 20 minutos: incluir 5 aceleraciones de un minuto y 10 minutos de abdominales y ejercicios para piernas		Caminata de 40 minutos: incluir 10 aceleraciones de un minuto (o trotar de ser posible)		Entrenamiento de resistencia		Caminata de 20 minutos: incluir 5 aceleraciones de un minuto o trotar y entrenamiento de resistencia suave

Nivel intermedio. Rutina de resistencia y ejercicios cardiovasculares dos días a la semana, cada uno. Incluir entrenamiento de alta intensidad. Consultar el siguiente cuadro.

Ejercicios para el programa 3 días sin azúcar, intermedio

DOMINGO	LUNES	MARTES	MIÉRCOLES	JUEVES	VIERNES	SÁBADO
Caminata de 30 minutos: incluir 5 aceleraciones de un minuto. 15 minutos de rutina de resistencia		Entrenamiento de resistencia	45 minutos de clase aeróbica o video de ejercicios de preferencia: *spinning*, zumba, aeróbicos con banco o kickboxing		Caminata o carrera de 30 minutos: incluir 5 aceleraciones de un minuto. 15 minutos de rutina de resistencia	

Nivel avanzado. Rutina de resistencia dos días a la semana y ejercicios cardiovasculares tres días a la semana. Incluir entrenamiento de alta intensidad. Consultar el siguiente cuadro.

Ejercicios para el programa 3 días sin azúcar, avanzado

DOMINGO	LUNES	MARTES	MIÉRCOLES	JUEVES	VIERNES	SÁBADO
Caminata o carrera de 40 minutos: incluir 5 aceleraciones de un minuto. 15 minutos de rutina de resistencia	45 minutos de clase aeróbica o video de ejercicios de preferencia		Entrenamiento de resistencia	45 minutos de clase aeróbica o video de ejercicios de preferencia		Caminata o carrera de 40 minutos: incluir 5 aceleraciones de un minuto. 15 minutos de rutina de resistencia

190

11 A disfrutar la vida: programa de mantenimiento

¡**L**o lograste! Se han cumplido los 31 días; ahora estás disfrutando del azúcar de manera saludable a través de lácteos, frutas, vino, chocolate y uno que otro postre. Te preguntarás qué sigue.

Te pedimos incorporar este programa de mantenimiento a tu vida diaria. Esto te permite pequeños cambios para ocasiones especiales, facilita comer en restaurantes y te otorga flexibilidad para crear tus comidas según tus necesidades y estilo de vida. Para ayudarte más, le dedicamos un capítulo entero al tema de comer fuera (capítulo 12).

Una vez concluido el programa, no es complicado apegarte a los principios que lo rigen.

Programa de mantenimiento diario

Proteína: por lo menos tres porciones (ver las cantidades en la página 27)

Lácteos: dos porciones además del chorrito en la leche

Verduras: las permitidas en cantidades ilimitadas

Fruta: una manzana más 1.5 porciones de otras

Grasa: por lo menos tres porciones

Almidones: dos porciones diarias de almidones permitidos más una porción de galletas saladas ricas en fibra

Alcohol: no más de cinco copas de vino tinto a la semana

Postre: 30 g de chocolate amargo (sesenta y cinco por ciento cacao como mínimo) todos los días; cualquier otro postre distinto a éste se considera un almidón y se permite dos veces por semana

A pesar de haber cumplido tu objetivo, es importante no bajar la guardia. Lo último que quieres es dejarte llevar y perder todo lo ganado en estos 31 días.

Incluso excederte en el consumo de algo tan saludable como la fruta puede hacerte recuperar esos kilos y despertar tu apetito por lo dulce. Por eso aún limitamos la ingesta de fruta y el tamaño de las porciones. Este programa optimiza los beneficios de la fruta como la fibra, las vitaminas, los minerales, los antioxidantes y otros más, aunque sin permitir que el azúcar se te salga de las manos.

Es probable que a estas alturas del partido, dos porciones diarias de lácteos te parezcan generosas, no obstante, recuerda el tamaño de cada porción. Así que si desayunas yogur y comes ensalada con un poco de queso, entonces ésas son tus porciones lácteas del día.

Lo mismo se aplica en el caso de los almidones: dos porciones más galletas saladas parece abundante, hasta que te das cuenta de que dos rebanadas de pan integral equivale a dos porciones de almidones.

Cómo satisfacer tus antojos

Somos realistas frente a los hábitos de consumo de las personas. Entendemos que habrá veces que comas postres o alimentos que no estén permitidos en el programa. Así que necesitábamos una estrategia para que pudieras hacerlo. Para mantenerte en el buen camino, es preciso planear con anticipación y tomar decisiones conscientes. En el curso del programa de mantenimiento es posible comer postre hasta dos veces por semana, sin embargo, por cada postre es necesario omitir uno de los almidones permitidos. Aunque tomando en cuenta caloría por caloría y nutriente por nutriente no se trata de un intercambio justo porque el arroz integral es, sin duda, un alimento más saludable que el mousse de chocolate, es un método para intercambiar azúcar por azúcar. Más aún, es una forma esencial de planear con anticipación para mantener cualquier estilo de vida. Si sabes que vas a asistir a un evento en el que te sentirás tentado a comer postre, planea con anticipación y omite el pan multigrano con la ensalada durante la comida. Si no hay manera de planearlo, como en una fiesta inesperada en la oficina, entonces omite un almidón al día siguiente. Es así de simple.

Si lo vas a hacer...

Puede que esto te sorprenda viniendo de nuestra parte, pero si vas a comer postre, hazlo en serio. Es decir, no elijas la nieve, sino el helado. Las razones son varias. Primero que nada, los postres sin grasa están llenos de azúcar y no contienen nada que te ayude a digerirlos de manera civilizada. En segundo lugar, si tenías ganas de comer postre, entonces no te sientas culpable por darte el gusto. Lo compensarás con todo un día de comida sana. Queremos que disfrutes todo lo que comes, así que si te vas a comer la nieve mientras piensas en el helado, entonces la primera no te dejará satisfecho, sólo te elevará el nivel de glucosa sin que haya valido la pena. ¡Elige el helado!

Mente y cuerpo

Uno de los puntos más importantes de Adiós al azúcar es que se trata de un estilo de vida, no de una dieta. Por eso estructuramos el libro de esta forma: comenzamos con todos los alimentos deliciosos que queremos que comas, en vez de enfocarnos en todos aquellos que están prohibidos. Al final del programa, tus nuevos hábitos alimenticios no tendrían por qué parecerte restrictivos, sino normales, saludables, balanceados y libres, ya que tienes la posibilidad de darte gusto cuando quieras (incluido un método para desintoxicar o prepararte en caso necesario).

En esta etapa del plan, apegarte al programa de mantenimiento no tendría que ser difícil. No olvidemos lo mucho que te has esforzado durante el programa 3 días sin azúcar o lo difícil que fue la primera semana. Si por alguna razón te desvías del camino, no caigas en picada. Empieza a comer bien en tu siguiente comida. Si necesitas un empujoncito, no temas hacer más rígida tu dieta o retroceder a las primeras semanas (incluso repetir el programa 3 días sin azúcar) para recuperar lo perdido y volverte a encaminar hacia tu objetivo. Lo lograste y estamos orgullosas de ti. Y ésa es una victoria tan dulce como parece.

CUARTA PARTE

Un lugar en la mesa

12 Cómo comer fuera

Sabemos que habrá muchas ocasiones para comer fuera con tus amigos o familiares. Preparamos esta lista de platillos y comidas permitidas con base en la oferta de los restaurantes más populares. Algunas sugerencias incluyen una nota sobre la semana; los platillos que no la tengan se pueden comer en cualquier punto de la dieta.

En todos los casos, evita en la medida de lo posible las comidas fritas, asadas a la parrilla o rostizadas. En estos días, muchos restaurantes tienen en cuenta las dietas especiales y ofrecen deliciosas alternativas.

Cuida los tamaños de las porciones. Si ya estás llevando a cabo la dieta en casa, sabrás calcular 170 gramos de proteína. Una vez que te sirvan tu platillo, divídelo en el plato para corregir la porción y solicita que te pongan el resto para llevar. No seas tímido. Si ya sabes que en el restaurante las porciones son grandes, propón a tu acompañante compartir un plato fuerte. En un bufet sírvete una porción adecuada una sola vez, y en lugar de repetir, disfruta de un vaso de agua con limón o una taza de té. Por cierto: una de las mejores estrategias para comer fuera es beber un vaso grande de agua con limón antes de comer. Así te llenas con una refrescante ráfaga sin calorías.

Cocina estadunidense

Bares y grills

Pide una sopa a base de caldo o una ensalada; casi siempre los tienen. Comienza con un coctel de camarones o verduras crudas en vez de una entrada frita. Ve a la segura: un filete al vapor con verduras asadas.

Elige
Sopa de verduras a base de caldo
Hamburguesa sin queso ni bollo sobre una ensalada
Ensaladas de la casa con pollo, salmón o camarones asados
Sándwich sin tapa con pan integral (a partir de la semana 4)
Coctel de camarones
Verduras crudas

Evita
Cerveza
Hamburguesas (salvo la presentación de arriba)
Papas (a la francesa, puré, al horno, etcétera)
Entradas fritas (palitos de mozzarella, cáscara de papas, alitas Búfalo, nachos, etcétera)
Pizza
Cocteles dulces (piña colada, margaritas, daiquirís)

Cafeterías

En los menús de las cafeterías abundan los alimentos fritos y los dulces, sin embargo, te sorprenderá la cantidad de alternativas. Las ensaladas siempre son una buena opción, sólo asegúrate de pedir el aderezo aparte, o pide aceite de oliva y vinagre para evitar el aderezo dulce. También es posible pedir platillos sin almidones, como una hamburguesa de pavo envuelta en lechuga o huevos escalfados con espinaca, en vez de pan tostado y papas.

Elige

½ taza de melón o ½ toronja (a partir de la semana 2)

Queso *cottage* o yogur natural (a partir de la semana 1)

Ensalada griega con pollo asado, aceite y vinagre (queso feta a partir de la semana 1; omite las hojas de parra)

Ensalada verde con aceite y vinagre

Omelet con verduras (queso a partir de la semana 1)

Avena sola (a partir de la semana 3)

Huevos escalfados sobre espinacas con tocino de pavo o canadiense

Sándwich de tocino de pavo con jitomate y lechuga (envuelto en una hoja de lechuga a partir de la semana 1 o bien sin tapa a partir de la semana 4)

Pan integral, de centeno o negro (a partir de la semana 4)

Evita

Hamburguesas, a menos de que se sirvan sin pan ni queso

Queso (durante los 3 días sin azúcar)

Ensalada de col

Aderezos que contienen azúcar añadida, como la cátsup

Yogur con sabor o fruta

Platillos con salsa blanca o de queso (macarrones con queso, pollo en crema)

Pasta

Papas (a la francesa, *hash browns*, fritas caseras, puré, al horno)

Pays de carne (*pot pie* o *shepherd's pie*), *quiche* o cualquier plato fuerte con corteza de masa

Ensaladas de atún, papas y pasta

Pan blanco, *bagels*, bollos, *muffins* y pasteles de hojaldre

Carnes asadas

Estos establecimientos cuentan con opciones que se apegan a nuestro programa, sólo hace falta sustituir las papas que acompañan los cortes de carne por verduras asadas o al vapor, o ensalada. Las opciones más magras son el *sirloin* y el filete *mignon*.

Elige
Ensalada de pepino y jitomate
Filete *mignon* (170 g)
Ensalada verde con aceite de oliva y vinagre
Pescado o mariscos (langosta, camarones, callos de hacha) asados
Ensalada verde
Chuletas de cordero
Platos fuertes crudos (ostiones, tártara de atún, *carpaccio* de carne)
Verduras salteadas
Alcachofas al vapor

Evita
La canasta de pan
Hamburguesas, a menos de que se sirvan sin pan ni queso
Aderezos, salsa para los cocteles de mariscos, salsa *barbecue* y cátsup
Pescado y mariscos fritos
Pasta
Papas (a la francesa, puré y al horno)

Cocina asiática

China

Pide platillos al vapor con la salsa aparte, ya que antes de saltear ciertos ingredientes suelen freírlos. Esto no ocurre si los pides al vapor. Las sopas son seguras puesto que la mayoría se hacen a base de caldo de pollo o verduras y no suelen ser espesas. Pide tus platillos sin azúcar ni fécula de maíz.

Elige
Arroz integral (a partir de la semana 4)
Pollo y verduras con salsa de ejotes negros chinos (*douchi*)
Pollo y verduras al curry
Sopa de huevo
Sopa agripicante
Verduras mixtas
Moo goo gai pan (pollo y champiñones)
Aceite de ajonjolí o salsa de soya para bañar la comida
Platillos de *moo shu* al vapor sin salsa *hoisin* ni rollos a base de granos (sustitúyelos con lechuga o retírales el rollo)
Tofu, pollo o camarones al vapor

Evita
Dim sum y cualquier otra variante de bolas de masa hervida
Entradas fritas (*egg rolls* o primavera, tallarines fritos, tortitas de cebollita de cambray, frituras de camarón, tostada de camarones, *wonton* frito, *rangoon* de cangrejo)
Platos fuertes fritos o empanizados
Platillos de tallarines (*lo mein*, *mei fun*, *chow fun*, sopas de tallarines)
Salsa agridulce de ciruela, *hoisin*
Arroz blanco o frito
Sopa *wonton*

India

Los platillos vegetarianos abundan en los restaurantes indios. Aprovecha los sabrosos platillos de frijoles y lentejas (*dal*). Opta por los platos fuertes sin arroz, papas (*aloo*) y omite los panes (*naan, poori, paratha*). Te recomendamos no pedir platillos con salsas espesas (por ejemplo, el *tikka masala*, pues contiene crema). En cambio, elige alguna de las salsas hechas a base de coco, jitomate o yogur.

Elige
Arroz integral (½ taza, a partir de la semana 4)
Channa masala
Pollo *masala*
Entradas de lentejas (*dal*)
Sopa *Mulligatawny*
Lassis salados (a partir de la semana 1)
Pollo, camarones o verduras *tandoori*.
Tikka masala
Saag paneer
Roti de pan integral (uno mediano, a partir de la semana 4).

Evita
Lassis frutales
Korma
Pakoras
Platillos a base de arroz
Samosas

Japonesa

Los restaurantes de cocina japonesa ofrecen mucho más que tempura. Mantente alejado del arroz (¡sí es posible!) y del sushi. El *sashimi* es una alternativa estupenda, o bien, pide *tataki*: pescado o carne sellados, marinados con vinagre y servidos con jengibre. Para tomar, té verde.

Elige
6 piezas de *sashimi*
Negimaki de carne sin salsa
Rollo de *sushi* de arroz integral (a partir de la semana 4)
Rollo envuelto en pepino (sin arroz, se le conoce como rollo *naruto* o rollo de *sashimi* de pepino)
Edamame
Ensalada verde con vinagre de arroz y aceite de ajonjolí
Sopa *miso*
Rollo de *sashimi* sin arroz
Tallarines de *soba* (trigo sarraceno) (½ taza, a partir de la semana 3)
Carne o pescado tártaro
Tataki

Evita
Donburi
Aderezo de jengibre
Ramen
Arroz
Ensalada de algas
Salsa teriyaki
Tonkatsu y otros platillos *panko* empanizados

Coreana

Las salsas para marinar de la cocina coreana tienen azúcar, pero si pides un asado coreano, puedes controlar el método de cocción y la cantidad de salsa. Además de los mariscos, el filete de tofu es popular entre los vegetarianos.

Elige

Arroz integral (½ taza, a partir de la semana 4)

Tallarines de trigo sarraceno (½ taza, a partir de la semana 3)

Pulpo asado

Asado coreano (170 g de una variedad de carnes)

Callo de hacha

Estofado de mariscos y verduras

Sopas sin tallarines

Estofado picante de tofu con mariscos, huevo o verduras

Evita

Bibimbap y otros platillos a base de arroz

Platillos fritos o empanizados

Kimchi (si contiene azúcar añadida)

Salsas o salsas para marinar con azúcar añadida

Platillos con tallarines (excepto como se menciona arriba)

Entradas de tortitas

Tailandesa y vietnamita

Ten cuidado al leer los menús en este tipo de restaurantes. Muchos platillos tienen guarnición de tallarines o arroz, así que asegúrate de esclarecer tus dudas con el mesero. Cuando pidas sopas, pide verduras en vez de tallarines. Evita el tofu frito, pídelo al vapor. Mantente alejado del té helado o café, pues tienen demasiada azúcar.

Elige

Pollo o camarones envueltos en lechuga, sin salsa para acompañar

Curries, como camarones en *curry* verde de coco

Platillos con salsa de albahaca y chile

Ensalada de papaya verde

Brochetas de *satay* sin la salsa (pide salsa de soya o picante)

Callos de hacha

Sopa de mariscos sin los tallarines (pide verduras)
Ensalada de camarones
Rollitos de lechuga (en vez de arroz o harina)
Sopa *tom yum*

Evita
Platos fuertes fritos (*wontons* tailandeses o rollitos primavera fritos)
Sopas *pho* (tallarines)
Platillos a base de arroz
Vermicelli, pad thai y otros platillos a base de tallarines
Arroz blanco, frito o con coco

Francesa

La cocina francesa nos recuerda dos palabras: queso y vino. Por fortuna, en las últimas semanas puedes comer ambos. Vigila los tamaños de las porciones y evita las salsas cremosas. Disfruta el delicioso sabor de la carne, mariscos y verduras sin sentirte culpable.

Elige
Crepas de trigo sarraceno (a partir de la semana 4)
Coq au vin
Chuletas de cordero o filete (170 g)
Ensalada de lentejas
Ensalada de verduras de hoja verde con queso de cabra
    (a partir de la semana 1)
Mejillones con vino blanco y ajo
Ensalada *niçoise*, con aceite de oliva, vinagre y sin papas
Ratatouille
Pequeña tabla de quesos y embutidos (a partir de la semana 1)
Baguette integral (a partir de la semana 4)

Evita
Sopas cremosas
Salsas cremosas (*béchamel*, gratín)
Crepas (dulces o saladas), excepto las arriba mencionadas
Croissants
Papas fritas
Pasta
Pan blanco (baguette) o pasteles de hojaldre

Italiana

La carta de muchos restaurantes italianos va más allá de la pasta; tienen sopas, ensaladas y platillos a base de mariscos y carne. Como plato fuerte, prueba la sopa de boda italiana, los mejillones o almejas al vapor, la ensalada tricolor, el *antipasto* (cuidado con el queso), o bien el *scampi* de camarón; no olvides pedir verduras en vez de pasta. Opta por una salsa de jitomate, ajo y aceite de oliva, o una de almejas, en vez de una cremosa como la Alfredo o la de vodka.

Elige
Plato de antipasto
Ensalada *caprese* o tricolor (a partir de la semana 2)
Calamares asados en una cama de verduras de hoja verde y jugo de limón
Sopa de boda italiana
Plato de mariscos
Scampi de camarones o pollo; en vez de pasta, pide verduras de hoja verde
Almejas o mejillones al vapor
Stracciatelle (sopa de huevo)
Pasta integral (½ taza, a partir de la semana 3)

Evita
Calzone
Platillos con salsa de queso o empanizados
Pasta, salvo integral
Pizza
Polenta
Platillos a base de arroz

Mediterránea y del Medio Oriente

La dieta mediterránea se considera una de las más saludables del mundo. Disfruta de los platillos originarios de Grecia, Turquía y el Medio Oriente. Pide rebanadas de pepino en vez de pan *pita* para mojar en las salsas y en vez de arroz como guarnición, pide ensalada.

Elige
Ensalada griega con pollo o pescado asado y queso feta (feta a partir de la
    semana 1)
Kebabs de pescado, pollo o camarones
Haloumi o *labneh* (jocoque) (a partir de la semana 1)
Mezze (*hummus, baba ghanoush, taramasalata,* con verduras crudas en vez
    de pan *pita*)
Aceitunas
Tabule de quinoa o *bulgur* (a partir de la semana 3)
Sopa de jitomate o lentejas (sin azúcar)
Pita de pan integral (1 mediana, a partir de la semana 4)

Evita
Couscous
Lavash y pan pita tostado
Pan *pita* blanco
Arroz blanco

México-estadunidense

Es posible disfrutar de tus platillos favoritos con algunas modificaciones. En vez de totopos, remoja jícama, pimiento morrón rojo o rebanadas de pepino en el guacamole o la salsa. Muchos platillos están bañados de crema y queso, así que ten cuidado y pide que te los sirvan separados. El arroz con frijoles es un platillo muy popular; pídelo con arroz integral si es posible y elige frijoles negros o bayos en vez de refritos.

Elige
Burritos (sin la tortilla)
Carne asada
Ceviche
Fajitas de pollo, camarones o verduras (sin tortilla)
Pescado asado con salsa
Verduras asadas
Guacamole
Nopales
Tostada de ensalada (sin la tostada)
Tortilla de harina integral, una pequeña o ½ grande
    (a partir de la semana 4)

Evita
Enchiladas
Flautas
Mole (puede contener chocolate dulce)
Nachos
Plátano macho
Quesadillas
Tacos

Española y sudamericana

En este tipo de restaurantes encontrarás muchos platillos de mariscos. Recurren mucho al arroz y las papas (paella y croquetas), así que pregúntale al mesero exactamente qué lleva cada platillo. Hay excelentes tapas para compartir hechas de pescado, aceitunas o verduras.

Elige
Ensalada de aguacate
Brochetas (de carne de res)
Ceviche
Anchoas o atún ahumado
Platillos con salsa de ajo y vino
Gazpacho, sin pan
Pulpo o calamar asado
Mejillones, camarones o langosta

Evita
Croquetas
Paella
Patatas bravas

13 Recetas deliciosas y sencillas

Queremos que disfrutes todo lo que comes durante el programa Adiós al azúcar. Estas recetas te animarán a seguir la dieta y saborear cada bocado. El chef Jason Brown creó o supervisó cada una de ellas; algunas son contribuciones de chefs invitados. Las dividimos según la comida del día; cada una tiene la información nutricional y las porciones adecuadas, así como una nota que te indica a qué semana corresponde.

La trifecta de Adiós al azúcar

Todos los que sigan esta dieta deben tener estos tres condimentos básicos en la cocina. La mezcla de especias puede usarse para sazonar palomitas, nueces o platos fuertes. La vinagreta potencia el sabor de todas las ensaladas. Por último, la salsa para marinar convierte las proteínas en un platillo delicioso.

Mezcla de especias Adiós al azúcar

Rinde alrededor de 4 cucharadas de mezcla

2 cucharadas de romero seco
1 cucharada de salvia seca

1 cucharadita de jengibre molido
½ cucharadita de sal
½ cucharadita de pimienta negra recién molida

Mezclar bien todos los ingredientes. Utilizar para sazonar todo lo que se te ocurra.

Vinagreta Adiós al azúcar

Rinde alrededor de ½ taza de vinagreta

1 mezcla de especias Adiós al azúcar
½ taza de vinagre de vino tinto
1 taza de aceite de oliva extra virgen

Batir todos los ingredientes en un tazón pequeño hasta que estén bien mezclados. Guardar en un contenedor hermético a temperatura ambiente.

Salsa para marinar Adiós al azúcar

Rinde alrededor de ½ taza de salsa

1 mezcla de especias Adiós al azúcar
¼ de taza de aceite de oliva
El jugo de un limón
1 cucharada de ralladura de limón
1 diente de ajo picado

En una taza o un tazón pequeño, batir todos los ingredientes. Añadir a carnes, mariscos o tofu y dejar reposar por lo menos 30 minutos; cocinar y disfrutar.

Desayuno

Grupos alimenticios: 1 lácteo, 1 almidón

Hot cakes de avena y queso cottage

Etapa: semana 3

Rinden 2 porciones

229.5 calorías, 17.1 g de carbohidratos, 7.2 g de grasa, 2.5 g de grasa saturada, 23 g de proteína, 2.1 g de fibra, 531 mg de sodio por porción

---

Estos *hot cakes* son muy populares; son sencillos pero deliciosos. A diferencia de los tradicionales, no provocan que el azúcar se dispare en la sangre. Te sentirás satisfecho durante horas.

1 taza de queso *cottage* bajo en grasa
2 huevos
1 taza de avena (copos tradicionales)

Combinar los ingredientes y licuar o mezclar en un procesador de alimentos hasta adquirir una pasta suave. Calentar una sartén antiadherente, engrasada, a fuego medio o alto. Verter una porción de la mezcla y cocinar hasta que burbujee (entre 2 y 4 minutos), voltear y cocinar otros 3 minutos. Servir de inmediato.

Grupos alimenticios: n/a

Pudín de chía

Etapa: 3 días

Rinde 4 porciones

---

200 calorías, 16.1 g de carbohidratos, 11.6 g de grasa, 1.2 g de grasa saturada, 20 g de proteína, 13.5 g de fibra, 24.5 mg de sodio por porción

---

Su textura es similar a la tapioca, pero este pudín no requiere cocción y está hecho a base de las sanas semillas de chía, las cuales se transforman

213

en pequeñas perlas de sabor. Hacer con anticipación o la noche anterior. Se conserva en el refrigerador hasta tres días. Diviértete experimentando con distintos condimentos.

2½ tazas de leche de almendras o coco sin azúcar
½ taza de semillas de chía
1 cucharadita de extracto de vainilla
1 cucharadita de canela molida

Colocar los ingredientes en un tazón. Tapar y refrigerar por lo menos 4 horas, o toda la noche, revolver de vez en cuando hasta que adquiera una consistencia de pudín. Disfrutarlo frío.

Grupos alimenticios: n/a

Muffins de espinaca y huevo

Etapa: 3 días

Rinde 6 porciones (1 porción = 2 *muffins*)

104 calorías, 3.4 g de carbohidratos, 5.9 g de grasa, 2.6 g de grasa saturada, 7.5 g de proteína, 0.8 g de fibra, 239.3 mg de sodio por porción

Llámalos *muffins*, mini *frittatas* o quiches sin masa. Sin importar el nombre, es una forma muy conveniente de desayunar huevos. Prepara una docena y congela la mitad. Caliéntalos en el microondas un minuto y tendrás un desayuno increíble.

280 g de espinaca congelada
6 huevos grandes
¼ de cucharadita de sal
¼ de cucharadita de pimienta negra recién molida
½ cucharada de aceite de coco
½ cebolla blanca picada

Precalentar el horno a 180°C. Descongelar la espinaca en el microondas y escurrir a conciencia, o bien, remojar la bolsa en agua caliente para descongelar.

Batir los huevos en un tazón grande y salpimentar. Reservar.

En una sartén, calentar el aceite de coco y saltear la cebolla hasta que esté traslúcida (de 3 a 5 minutos). Retirar del fuego. Añadir la cebolla y la espinaca a los huevos y mezclar bien.

Verter la mezcla con una cuchara en un molde antiadherente o engrasado para doce *muffins* y hornear de 15 a 20 minutos, o hasta que los huevos estén bien cocidos.

Grupos alimenticios: n/a

Muffins campiranos de huevo
Rinde 6 porciones (1 porción = 2 *muffins*)

Etapa: 3 días

208 calorías, 3.6 g de carbohidratos, 15.1 g de grasa, 4.5 g de grasa saturada, 14.3 g de proteína, 0.9 g de fibra, 516.7 mg de sodio por porción

Lo mejor de estos *muffins* es que son a prueba de tontos. Sigue la receta al pie de la letra o añade las verduras que te sobren. ¡Deberían llamarse *muffins* de sobras!

1 cucharada de aceite de oliva
½ cebolla finamente picada
1 pimiento morrón rojo sin semillas ni venas y cortado en cubitos
8 champiñones cortados en cuatro
55 g de espinaca bien lavada
125 g de tocino, frito y cortado en cuadritos
6 huevos grandes

Precalentar el horno a 160°C. Calentar el aceite en una sartén. Añadir la cebolla y saltearla hasta que esté traslúcida. Agregar el pimiento, saltear

215

hasta que se torne suave y después los champiñones, saltearlos poco tiempo. Por último, incorporar la espinaca y saltear unos dos minutos. Retirar del fuego.

Dejar que la mezcla se enfríe durante 5 minutos, después añadir los huevos y batirlos despacio. Verter la mezcla con una cuchara en un molde antiadherente o engrasado para doce *muffins* y hornear hasta que estén cocidos y esponjados.

Grupos alimenticios: 1 lácteo

Frittata
Etapa: semana 1

Rinde 4 porciones

287.3 calorías, 5.4 g de carbohidratos, 20 g de grasa, 8.2 g de grasa saturada, 20.8 g de proteína, 1 g de fibra, 802 mg de sodio por porción

Esta *frittata* nos volvió locas la primera vez que la probamos. Es deliciosa, sustanciosa y fácil de preparar. Es como desayunar pizza, sólo que más saludable.

1 cucharada de aceite de coco
½ cebolla finamente picada
2 dientes de ajo picados
2 tazas de jitomates cherry
10 hojas de albahaca fresca cortadas en tiras delgadas
1 cucharadita de sal
1 cucharadita de pimienta recién molida
12 huevos grandes revueltos
125 g de queso mozzarella fresco cortado en rebanadas delgadas

Precalentar la parrilla del horno. Calentar el aceite de coco en una sartén de 30 cm de profundidad apto para horno y saltear la cebolla hasta que se torne traslúcida. Añadir el ajo y saltear dos minutos. Agregar los tomates y saltearlos dos minutos o hasta que empiecen a reventar. Añadir la albahaca, la sal, la pimienta y los huevos y cocinar a fuego medio. Cuando las orillas se empiecen a secar, levantarlas con una espátula e inclinar la sartén para dejar pasar el huevo crudo y que éste se cocine. Cuando esté 75 por ciento lista, entre 4 y 5 minutos o hasta que la mezcla del huevo en la parte superior comience a secarse, espolvorear el queso mozzarella y asar en el horno hasta que el queso se derrita y la parte superior esté cocida. Voltear la sartén sobre un plato extendido y servir de inmediato.

Huevos cocidos con verduras y vinagreta de mostaza
Rinde 4 porciones

Grupos alimenticios: n/a
Etapa: 3 días

565 calorías, 12.3 g de carbohidratos, 51.5 g de grasa, 9.1 g de grasa saturada, 16.1 g de proteína, 3.6 g de fibra, 691.7 mg de sodio por porción

Nada es más rico que la yema líquida del huevo bañe las verduras. Da la impresión de que es un platillo permisivo, sin embargo, es rico en nutrientes, proteína y fibra. Además de desayuno, puede ser una cena sencilla y deliciosa.

2 pimientos rojos
8 huevos grandes
¼ de taza de cebollín picado en trozos de 1½ cm
375 g de espinaca lavada

Vinagreta de mostaza
2 cucharadas de mostaza Dijon
¼ de taza de vinagre balsámico
¾ de taza de aceite de oliva extra virgen
1 cucharada de romero fresco picado
½ cucharada de estragón picado

1 cucharada de salvia picada

½ cucharadita de sal

½ cucharadita de pimienta negra recién molida

Precalentar la parrilla del horno. Acomodar los pimientos en una charola para hornear y colocarla en la bandeja superior del horno. Monitorearlos y voltearlos con unas pinzas conforme empiecen a cambiar de color. Hacerlo hasta que se tuesten enteros. Colocarlos en un tazón (cuidado, estarán muy calientes) y taparlo con una película de plástico adherente. Dejarlos reposar entre 15 y 20 minutos; una vez fríos, colocarlos en una tabla para picar y quitarles el tallo y la piel (se desprenderá con facilidad). Abrirlos, despepitarlos y cortarlos en rebanadas delgadas.

Poner a hervir agua en una cacerola mediana. Reducir la flama y agregar los huevos con todo y cáscara; cocer a fuego lento entre 5 y 7 minutos.

Preparar la vinagreta: mientras los huevos se cuecen, colocar todos los ingredientes de la vinagreta en un tazón pequeño o taza y batir bien. Mezclar los pimientos, la vinagreta y las espinacas en un tazón grande. Dividir los contenidos en cuatro platos individuales.

Cuando los huevos estén listos, sacarlos de la cacerola y quitarles la cáscara con cuidado. Servir dos huevos escalfados sobre cada ensalada.

Avena
(tiempo de preparación: toda la noche)

Grupos alimenticios: 1 lácteo, 1 almidón

Etapa: semana 3

Rinde 2 porciones

146.5 calorías, 18.2 g de carbohidratos, 3 g de grasa, 0.4 g de grasa saturada, 11.5 g de proteína, 3.6 g de fibra, 36.5 mg de sodio por porción

---

Ésta es una versión muy novedosa de la avena. Prepárala la noche anterior para disfrutar de un rico desayuno por la mañana. Agrégale una cucharada de crema de cacahuate o almendra para hacerla más deliciosa.

½ taza de copos de avena tradicionales

2/3 de taza de leche regular, de almendra o coco sin azúcar

½ taza de yogur griego natural

1 cucharadita de extracto de vainilla

½ cucharadita de canela molida

¼ de cucharadita de jengibre molido

Mezclar todos los ingredientes y guardar en un recipiente hermético. Refrigerar toda la noche y disfrutar en la mañana.

Tofu revuelto
Rinde 4 porciones

Grupos alimenticios: n/a
Etapa: 3 días

132 calorías, 7.3 g de carbohidratos, 8.2 g de grasa, 2.9 g de grasa saturada, 10 g de proteína, 2.2 g de fibra, 320.8 mg de sodio por porción

La cúrcuma en esta mezcla le da un tono dorado al tofu que engañaría a cualquier entusiasta del huevo. Este desayuno vegetariano es sencillo y sustancioso.

1 cucharada de aceite de coco

2 dientes de ajo picados

1 cebolla amarilla o blanca mediana finamente picada

1 pimiento morrón rojo, sin semillas y picado

1 paquete (de 395 g) de tofu extrafirme, escurrido y picado en cubos de 1 ½ cm

½ cucharadita de cúrcuma molida

¼ de cucharadita de chile en polvo

½ cucharadita de sal

2 tazas de espinaca miniatura bien lavada

Calentar una sartén grande a fuego medio y añadir el aceite de coco. Agregar el ajo y freír hasta que suelte su fragancia. Añadir la cebolla y saltear un minuto, después incorporar el pimiento. Saltear unos 5 minutos hasta que el pimiento esté tierno y la cebolla traslúcida, mover con frecuencia. Agregar el tofu y revolver, condimentar con las especias y la sal. Cuando el tofu adquiera un color amarillo, incorporar la espinaca y cocinar sin tapar entre 1 o 2 minutos hasta que se marchite el tofu. Servir de inmediato.

Aperitivos

Ensalada de edamame
Rinde 4 porciones

Grupos alimenticios: n/a
Etapa: semana 1

139.3 calorías, 11.9 g de carbohidratos, 6.3 g de grasa, 0.5 g de grasa saturada, 7.9 g de proteína, 4.9 g de fibra, 340 mg de sodio por porción

Es una guarnición ideal para un día caluroso. Esta ensalada de edamame es rica en proteína, fibra y sabor. El vinagre de arroz le otorga un sabor fresco que penetrará conforme transcurran las horas.

1 paquete (280 g) de edamame congelado con cáscara, previamente descongelado
1 taza de zanahorias cortadas en tiras (unas 2 zanahorias medianas)
½ cucharadita de sal
½ cucharadita de pimienta negra recién molida
1 cucharada de aceite de ajonjolí
1½ cucharadas de vinagre de arroz
2 cebollitas de cambray picadas
¼ de taza de cilantro fresco picado

Colocar los ingredientes en un tazón grande. Mezclar y dejar reposar 15 o 20 minutos en el refrigerador antes de servir para potenciar todos los sabores.

Ensalada choban
Rinde 4 porciones

Grupos alimenticios: n/a
Etapa: semana 1

58 calorías, 6.4 g de carbohidratos, 3.8 g de grasa, 0.5 g de grasa saturada, 1.3 g de proteína, 1.8 g de fibra, 587 mg de sodio por porción

A veces los platillos sencillos son los mejores. La presentación de esta ensalada crujiente y picante es hermosa, además, es muy fácil de preparar. Si le añades proteína (tofu, pescado o pollo asado) la puedes comer como plato fuerte.

1 taza de jitomates cherry partidos a la mitad
1 pimiento morrón rojo despepitado y desvenado picado en cuadritos
1 pepino mediano picado en cuadritos
1 diente de ajo picado
1 cucharada de aceite de oliva extra virgen
1 cucharadita de sal
1 cucharadita de pimienta negra recién molida
2 cucharadas de jugo de limón recién exprimido

Colocar los ingredientes en un tazón grande. Mezclar y dejar reposar entre 5 y 10 minutos para que los sabores penetren.

Hummus de espinaca

Grupos alimenticios: n/a
Etapa: 3 días

Rinde 20 porciones (1 porción = 2 cucharadas)

---

59 calorías, 6.4 g de carbohidratos, 2.8 g de grasa, 0.3 g de grasa saturada, 2.5 g de proteína, 1.5 g de fibra, 123.7 mg de sodio por porción

---

El *hummus* es un buen instrumento para añadirle sabor a las cosas. Este *hummus* de espinaca es ideal para botanear o como aperitivo, además, es rico en proteínas y fibra. Combina muy bien con verduras crudas o galletas de fibra (a partir de la semana 1).

2 tazas de garbanzos (si son enlatados, escurrir y enjuagar)

I taza de espinaca bien lavada

¼ de taza de jugo de limón recién exprimido

3 dientes de ajo

I ½ cucharadas de tahini

2 cucharadas de aceite de oliva extra virgen

I cucharadita de sal

I cucharadita de pimienta negra recién molida

Colocar todos los ingredientes en el recipiente de un procesador de alimentos hasta obtener una pasta suave. Refrigerar y servir frío.

Grupos alimenticios: n/a

Alcachofas al vapor con salsa de limón

Etapa: 3 días

Rinde 4 porciones

---

388 calorías, 19.6 g de carbohidratos, 2.2 g de grasa, 0 g de grasa saturada, 4.5 g de proteína, 7.4 g de fibra, 366.8 mg de sodio

---

Las alcachofas son exquisitas como entradas o botanas. Comerlas lleva su tiempo, así que te mantienen entretenido. Son ricas en fibra y antioxidantes y su sabor es espectacular cuando se mojan en esta salsa de limón.

4 alcachofas medianas

I limón partido a la mitad

Salsa de limón

½ taza de mayonesa baja en calorías

3 dientes de ajo picados

2 cucharaditas de jugo de limón recién exprimido

I cucharadita de ralladura de limón

223

Quitarle los tallos a las alcachofas para poder manipularlas. Cortarle los picos a todas las hojas con tijeras de cocina. Frotarlas con las mitades del limón, exprimir el exceso de jugo en el centro de cada una. Llenar una olla grande con 50 u 80 ml de agua. Rebanar las mitades de limón y agregarlas al agua. Colocar las alcachofas en una cesta para cocer al vapor, meterla a la olla, tapar y cocer 40 minutos o hasta que las hojas se desprendan con facilidad. Retirar del fuego, escurrir y enfriar. Abrir las alcachofas y con una cucharita o cuchara para servir helado, quitarles la barba y las pequeñas hojas internas color morado.

Colocar los ingredientes para la salsa en un tazón pequeño y batir. Utilizar como *dip* para las hojas.

Grupos alimenticios: n/a

Ceviche
Rinde 4 porciones

Etapa: 3 días

82.5 calorías, 5.7 g de carbohidratos, 5.3 g de grasa, 0.9 g de grasa saturada, 16.2 g de proteína, 0.9 g de fibra, 353.8 mg de sodio por porción

---

¿Quién dice que el pescado tiene que ser aburrido? El ceviche es un platillo tradicional de América Central y del Sur. El pescado se "cocina" con los ácidos del jugo de limón. Gracias a sus sabores frescos es excelente para un día caluroso.

375 g de pescado blanco (robalo o huachinango) cortado en cubitos de ½ cm
2/3 de taza de jugo de limón recién exprimido
1½ cucharadas de chile serrano finamente picado
2 cucharadas de pimiento morrón amarillo finamente picado
2 cucharadas de pimiento morrón rojo finamente picado
2 cucharadas de cebolla morada picada
1 cucharadita de ajo picado
2 cucharadas de cilantro fresco picado

1 cucharada de aceite de oliva extra virgen
½ cucharadita de sal
1 limón rebanado para decorar

Colocar el pescado, el jugo de limón, el chile serrano, los pimientos, la cebolla, el ajo y el cilantro en un tazón grande. Mezclar bien hasta que los ingredientes cubran el pescado, tapar y refrigerar entre 3 y 4 horas. Incorporar el cilantro, aceite y sal y dividir en cuatro platos. Decorar con las rodajas de limón y servir.

Grupos alimenticios: n/a

Rollos de verano

Etapa: semana 1

Rinde 3 porciones o 10 rollos

80.2 calorías, 6.9 g de carbohidratos, 4 g de grasa, 0.6 g de grasa saturada, 6.3 g de proteína, 2.4 g de fibra, 204.4 mg de sodio por porción

---

¿Aburrido de las ensaladas? No necesitarás tenedor para comerte estos rollitos de verduras con tofu y una salsa deliciosa.

Relleno

2 tazas de germen de soya
2 zanahorias en juliana
1 cucharada de aceite de ajonjolí
3 cucharadas de cilantro fresco picado
1 pimiento morrón despepitado y desvenado
280 g de tofu firme cortado en tiras de 1½ cm de grosor
El jugo de un limón
10 hojas de lechuga francesa

Salsa

Jugo de 2 limones

2 cucharadas de salsa de soya

2 cucharaditas de chile jalapeño picado

1 cucharadita de ajo picado

1 cucharadita de hojuelas de chile seco

En un tazón grande mezclar todos los ingredientes para el relleno, salvo la lechuga. Colocar una hoja de lechuga en una tabla para cortar, servir ¼ taza de relleno en la lechuga y doblar de izquierda a derecha como si fuera un burrito. Hacer lo mismo hasta que se acabe el relleno.

Mezclar los ingredientes de la salsa y usarla para mojar los rollos.

Calabacitas asadas con relleno de queso de cabra a la salvia

Rinde 4 porciones

Grupos alimenticios: ½ lácteo

Etapa: semana 1

89.3 calorías, 4.7 g de carbohidratos, 7 g de grasa, 2.8 g de grasa saturada, 3.6 g de proteína, 1.2 g de fibra, 644.5 mg de sodio por porción

Si bien las verduras asadas suelen tener sabores intensos, el queso de cabra con salvia lleva a esta verdura simple a una nueva dimensión. Nos encanta servirlas en cenas.

2 calabacitas cortadas a lo largo en rebanadas de ½ cm

1 cucharada de aceite de oliva extra virgen

½ cucharadita de sal

½ cucharadita de pimienta negra recién molida

40 g de queso de cabra

1 cucharada de perejil fresco picado

½ cucharadita de jugo de limón recién exprimido

1 cucharadita de salvia fresca picada

¹/₃ de taza de hojas de albahaca picadas

1 cucharada de vinagre balsámico

Precalentar la parrilla del horno. Barnizar las rebanadas de calabacita con aceite de oliva y salpimentar. Asar 4 minutos de cada lado.

Mientras tanto, mezclar el queso de cabra, el perejil, el jugo de limón y la salvia en un tazón.

Colocar las calabacitas en una superficie plana, untar un poco de pasta de queso en cada una. Espolvorear las hojas de albahaca. Enrollar y servir, rociar con vinagre balsámico.

Grupos alimenticios: n/a

Sopa de brócoli y champiñones

Etapa: 3 días

Rinde 6 porciones

86.7 calorías, 13.6 g de carbohidratos, 3 g de grasa, 0.4 g de grasa saturada, 5.5 g de proteína, 4.5 g de fibra, 52.7 mg de sodio por porción

---

Los champiñones le dan textura y sabor a esta sopa sustanciosa. La simpleza de los champiñones y el brócoli combinan muy bien con los sabores alegres del perejil y el jugo de limón. Es una sopa equilibrada para cualquier tipo de clima.

1 cucharada de aceite de oliva extra virgen

1 cebolla mediana cortada en cubos

2 dientes de ajo picados

1 cucharadita de chile en polvo

1 kg de brócoli (sólo las cabezas)

2 cucharaditas de jugo de limón recién exprimido

170 g de champiñones picados

2 cucharaditas de perejil

Calentar el aceite de oliva en una olla. Incorporar la cebolla y saltear hasta que esté tierna. Añadir el ajo y el chile y saltear 1 minuto. Agregar el brócoli y asar entre 3 y 5 minutos. Verter el jugo de limón y ½ taza de agua. Tapar y cocinar 5 minutos hasta que el brócoli esté casi listo. Incorporar los champiñones y saltear un poco. Batir los ingredientes hasta obtener un puré y servir. Decorar con el perejil.

Grupos alimenticios: n/a

Ostiones crudos
Etapa: 3 días

Rinde 4 porciones

---

166 calorías, 11.2 g de carbohidratos, 4.6 g de grasa, 1 g de grasa saturada, 19 g de proteína, 0.2 g de fibra, 212 mg de sodio por porción

---

Los ostiones crudos no son exclusivos de las cenas románticas. Pídele a tu pescadero que los limpie y transpórtalos en hielo para preparar una entrada sencilla pero sofisticada en un dos por tres.

1 cucharada de salvia fresca picada
½ cucharadita de estragón fresco picado
El jugo y la ralladura de un limón
16 ostiones frescos, sin caparazón

Mezclar las hierbas y la ralladura de limón en un tazón pequeño. Acomodar los ostiones en un platón o en platos individuales. Cubrir cada uno con una porción de la mezcla y servir de inmediato.

Grupos alimenticios: n/a

Ensalada de frijol negro

Etapa: semana 1

Rinde 4 porciones

210.5 calorías, 25 g de carbohidratos, 10.1 g de grasa, 1.3 g de grasa saturada, 7.7 g de proteína, 9.9 g de fibra, 260.5 mg de sodio por porción

---

Esta cremosa ensalada de frijol negro (en virtud del aguacate) no es sólo para vegetarianos. ¿Te gusta que pique? Añade más jalapeño, o quítale un poco si no la quieres tan picante. Nos encanta el jugo de limón extra por la inyección de acidez.

1 lata (420 g) de frijoles negros previamente escurridos y enjuagados
2 jitomates medianos picados
½ cebolla morada mediana picada
½ puño de cebollita de cambray picada
1 chile jalapeño
1 aguacate pelado, sin semilla y cortado en cubos
¼ de cucharadita de sal o más, al gusto
¼ de cucharadita de pimienta negra recién molida
El jugo y la ralladura de un limón
½ cucharada de aceite de oliva extra virgen
1 cucharada de vinagre de vino tinto
1 manojito de cilantro fresco picado

En un tazón grande mezclar todos los ingredientes salvo el cilantro, adornar con cilantro y servir.

Platos fuertes

Grupos alimenticios: n/a

Pollo al horno con ensalada de champiñones y espárragos

Etapa: semana 2 (apto para los 3 días si utilizas la Vinagreta Adiós al azúcar [página 212])

Rinde 4 porciones

458.5 calorías, 25.5 g de carbohidratos, 24 g de grasa, 2.6 g de grasa saturada, 37.2 g de proteína, 7.5 g de fibra, 1358.8 mg de sodio por porción

---

Pusimos a prueba esta receta junto con otras cuatro personas y los resultados fueron unánimes. Todos enloquecimos con este platillo de pollo y ensalada. Supimos que esta receta era una ganadora porque la devoraron con placer los amantes de la carne con papas.

Pollo al horno
4 cucharadas de cilantro fresco picado
3 dientes de ajo picados
1 cucharada de aceite de oliva
El jugo de medio limón
1 cucharadita de sal
1 cucharadita de pimienta negra molida
4 pechugas de pollo completas

Ensalada de espárragos y champiñones
½ kg de espárragos sin la base
2 cucharadas de aceite de oliva extra virgen
½ cucharadita de sal
½ cucharadita de pimienta negra recién molida
½ kg de champiñones rebanados (crimini, shiitake, etcétera)
½ kg de espinaca bien lavada
Rodajas de limón

Aderezo de frambuesa fresca

¼ de taza de aceite de almendras

¼ de taza de frambuesas frescas hechas puré

½ cucharadita de romero fresco picado

¾ de taza de vinagre de champaña

½ cucharadita de sal

½ cucharadita de pimienta negra recién molida

Colocar el cilantro, el ajo, el aceite de oliva, el jugo de limón, la sal y la pimienta en un tazón grande y mezclar bien. Incorporar el pollo, tapar y refrigerar 1 hora. Transcurridos 30 minutos, precalentar el horno a 190°C. Retirar el pollo de la salsa para marinar, acomodar en un refractario (sin la salsa) y hornear entre 18 o 22 minutos o hasta que esté bien cocido. Tirar la salsa restante.

Mientras el pollo se hornea, preparar la ensalada: colocar los espárragos en una charola para hornear con una cucharada de aceite de oliva y la mitad de la sal y la pimienta. Asar entre 8 y 10 minutos o hasta que estén tiernos. Hacer lo mismo con los champiñones, por separado y con el aceite, sal y pimienta restantes.

Preparar el aderezo: mezclar todos los ingredientes en un tazón pequeño y batir bien. Cuando el pollo esté listo, añadir la espinaca al aderezo para que se marine. Dividir la espinaca en cuatro platos, repartir las verduras en los platos. Añadir el pollo y servir con rodajas de limón.

Grupos alimenticios: n/a

Etapa: 3 días

Pollo en salsa verde

Rinde 4 porciones

320.3 calorías, 12.5 g de carbohidratos, 22.6 g de grasa, 7.8 g de grasa saturada, 18.3 g de proteína, 4.3 g de fibra, 658.3 mg de sodio por porción

El tomate verde no puede faltar en la cocina mexicana. Asados le impri-
men un rico sabor ahumado al platillo. Al cocinar los muslos de pollo
con todo y hueso, el pollo se mantiene húmedo y delicioso. Por último, el
aguacate le otorga una textura cremosa al platillo.

½ kg de tomate verde sin cáscara
1 chile serrano o 2 jalapeños desvenados y despepitados
4 muslos de pollo con hueso y piel
1 cucharada de aceite de coco (también se puede usar aceite vegetal)
1 cebolla mediana picada
3 dientes de ajo picados
½ taza de cilantro fresco picado de manera irregular
1 cucharadita de sal, o al gusto
½ aguacate, pelado, sin semilla y cortado en cubitos

Precalentar la parrilla del horno.

Colocar los tomates y el chile en una bandeja para hornear. Asar
5 minutos de cada lado hasta que los tomates se tuesten y se reblandezcan. Sacar del horno y apartar. Colocar los muslos de pollo en la misma
bandeja con la piel hacia arriba y asar hasta que el pollo se tueste, entre
10 y 12 minutos.

Mientras el pollo se asa, calentar el aceite de coco en una cacerola
a fuego medio. Añadir la cebolla y el ajo y saltear hasta que se reblandezcan, alrededor de 5 minutos, mover de vez en cuando. Apagar el fuego,
agregar los tomates y el chile a la misma cacerola y licuar todo junto con
una batidora. Volver a prender la flama y cocinar la salsa a fuego medio-
bajo. Incorporar los muslos a la salsa, tapar y cocer hasta que el pollo esté
listo, alrededor de 25 minutos. Antes de servir sazonar con sal y cilantro.
Decorar con el aguacate picado.

Sugerencia para servir: servir el pollo y la salsa sobre espinacas al
vapor u otras verduras de hoja verde. O bien, a partir de la cuarta semana,
acompañarlo con ½ taza de arroz integral o una tortilla de harina integral
(consultar la lista de marcas permitidas en la página 274).

Tallarines de calabacitas
Rinde 4 porciones

Grupos alimenticios: n/a
Etapa: 3 días

---

124 calorías, 8.4 g de carbohidratos, 9 g de grasa, 7 g de grasa saturada, 5.3 g de proteína, 2.5 g de fibra, 409.3 mg de sodio por porción

---

Satisfarás tu antojo de pasta con esta reinterpretación de los tallarines. Haz doble porción y sírvelos fríos al día siguiente con un toque adicional de limón.

1 kg de calabacitas *zucchini*
2 cucharadas de aceite de coco
2 dientes de ajo picados
½ cucharadita de sal

Lavar y secar las calabacitas. Quitarle los tallos superior e inferior. Con un rallador de verdura, rallarlas a lo largo para formar tallarines. Hacerlo de cada lado hasta llegar al corazón que contiene las semillas; al terminar todos los lados, tirar el corazón. Repetir con cada calabaza.

Calentar una cucharada de aceite de coco en una sartén y saltear el ajo. Añadir la mitad de los tallarines y saltear hasta que se reblandezcan y se tornen traslúcidos. Retirar del fuego. Cocinar el resto de los tallarines con el aceite y ajo restantes. Colocar los tallarines de calabacitas en un tazón grande, ponerle sal y revolver. Servir de inmediato.

Pechugas de pollo escalfadas
Rinde 4 porciones

Grupos alimenticios: n/a
Etapa: 3 días

303.8 calorías, 11.1 g de carbohidratos, 5.1 g de grasa, 1.3 g de grasa saturada, 45.6 g de proteína, 1.5 g de fibra, 747 mg de sodio por porción

---

El pollo no tiene que ser aburrido. Para que se te derrita en la boca, se requiere cierta sutileza. Al escalfar las pechugas éstas se mantienen jugosas, tiernas y sabrosas. Servir con Tallarines de calabacitas* (página 233).

680 g de pechugas de pollo sin hueso ni piel
½ cucharadita de sal
½ cucharadita de pimienta negra recién molida
1 l de caldo de pollo
½ taza de vino blanco
1 ramita de romero fresco
2 ramitas de perejil fresco
2 ramitas de tomillo fresco
8 granos de pimienta
8 semillas de cilantro
1 limón partido a la mitad

Salpimentar el pollo y reservar. Combinar el caldo de pollo, el vino blanco, el romero, el perejil, el tomillo, los granos de pimienta y las semillas de cilantro en una cacerola mediana. Exprimir el limón y agregar las mitades usadas al líquido. Hervir y bajar la flama para cocinar a fuego lento durante 30 minutos. Colar.

Añadir el pollo al caldo y volver a cocinar a fuego lento, tapado, entre 15 y 18 minutos o hasta que el pollo esté listo.

Grupos alimenticios: n/a

Pollo rostizado a las hierbas
Etapa: 3 días
Rinde 4 porciones

277.4 calorías, 5.6 g de carbohidratos, 4.1 g de grasa, 1.5 g de grasa saturada, 44.2 g de proteína, 0.7 g de fibra, 444.1 mg de sodio por porción

Somos de la idea de que no hay nada mejor que el pollo rostizado. Éste es muy sabroso y jugoso puesto que el limón se cocina dentro del pollo. Todas las hierbas y las especias equilibran el rostizado. Los sobrantes combinan con una ensalada sencilla.

1 pollo entero (1½-2½ kg)
1 cucharada de romero fresco finamente picado
1 cucharadita de mejorana seca
1 cucharadita de salvia seca
¼ de cucharadita de pimienta de Cayena
½ cucharadita de sal
½ cucharadita de pimienta negra molida
1 cucharada de jugo de limón recién exprimido
1 cucharada de aceite de oliva
1 limón cortado a la mitad

Enjuagar el pollo y secarlo con servilletas de papel, de cocina. Colocarlo en una charola para hornear.

En un tazón pequeño mezclar el romero, la mejorana, la salvia, la pimienta de Cayena, la sal, la pimienta, el jugo de limón y el aceite de oliva. Untarle la salsa al pollo. Meter las cáscaras de limón dentro del pollo. Tapar y marinar por lo menos 2 horas en el refrigerador.

Precalentar el horno a 220°C. Meter el pollo al horno sin la salsa para marinar y bajar la temperatura a 190°C. Rostizar una hora y media o hasta que el pollo esté listo. Si comienza a quemarse antes de que esté cocido, cubrirlo con papel aluminio.

Grupos alimenticios: 1 almidón

Fajitas de pollo   Etapa: a partir de la semana 4 (sin tortillas, apta para 3 días)

Rinde 4 porciones

302.5 calorías, 30 g de carbohidratos, 11.6 g de grasa, 5.9 g de grasa saturada, 34.6 g de proteína, 13.6 g de fibra, 965 mg de sodio por porción

---

La popularidad de las fajitas es indiscutible. Si no se hacen bien, se pueden convertir en un desastre para la dieta. Esta versión tiene una mezcla adecuada de especias y sabores. Si eres vegetariano, o quieres darle una vuelta de tuerca, sustituye el pollo por tofu. Si estás en las primeras semanas de la dieta y todavía no puedes comer tortillas, utiliza lechuga para enrollarlas o cómelas solas.

½ taza de cilantro fresco picado

2 dientes de ajo picados

2 cucharadas de jugo de limón recién exprimido

2 cucharadas de salsa de soya baja en sodio

½ cucharadita de chile en polvo

¼ de cucharadita de sal

½ kg de pechugas de pollo sin hueso ni piel, rebanadas en tiras de 2.5 cm

2 cucharadas de aceite de coco

1 cebolla rebanada

1 pimiento morrón rojo despepitado y rebanado

1 pimiento morrón amarillo despepitado y rebanado

4 tortillas (consultar las marcas permitidas en la página 274)

En un tazón grande en el que quepa todo el pollo, mezclar el cilantro, el ajo, el jugo de limón, la salsa de soya, el chile en polvo, la sal y ¼ taza de agua. Incorporar el pollo y cubrirlo con todos los ingredientes. Tapar y dejar reposar en el refrigerador por lo menos una hora.

Calentar el aceite de coco en una sartén grande. Añadir el pollo sin la salsa para marinar y asar 4 minutos. Agregar la cebolla y los pimientos y saltear hasta que el pollo y las verduras estén cocidos, entre 3 y 5 minutos. Retirar del fuego y apartar.

Calentar las tortillas directo en la flama, diez segundos cada lado, con cuidado de no quemarlas. Dividir el pollo y las verduras en las tortillas.

Grupos alimenticios: n/a

Albóndigas de pavo en salsa marinera
Etapa: semana I

Rinde 4 porciones (aproximadamente 16 albóndigas)

509.3 calorías, 12.2 g de carbohidratos, 28.5 g de grasa, 11.1 g de grasa saturada, 49.3 g de proteína, 2.9 g de fibra, 452.5 mg de sodio por porción

Este platillo es casero y saludable al mismo tiempo. Las albóndigas son ligeras y deliciosas, y la salsa marinera es superior a cualquier marca procesada. Pruébalas sobre espinacas salteadas. Si bien la receta incluye queso parmesano, ½ taza rinde bastante y no es tan grande como para contar en tu porción de lácteos. Sólo evita cocinarlas durante el programa 3 días sin azúcar.

Salsa marinera
I cucharada de aceite de coco
I cebolla grande picada
2 dientes de ajo picados
I cucharada de orégano en polvo
375 g de jitomates cortados en trozos grandes

Albóndigas de pavo
I kg de pavo molido
I cebolla mediana finamente picada
½ tallo de apio finamente picado
¼ de taza de perejil fresco picado
I cucharada de salvia fresca picada
2 huevos grandes

237

½ taza de queso parmesano

1 cucharada de romero fresco picado

Precalentar el horno a 180°C. Preparar la salsa: calentar el aceite en una cacerola grande a fuego medio y saltear la cebolla hasta que esté traslúcida. Añadir el ajo y el orégano y saltear un minuto. Agregar los jitomates y cocinar entre 10 y 15 minutos.

Mientras tanto, colocar los ingredientes de las albóndigas en un tazón grande y mezclar bien. Con una cuchara para helado, formar albóndigas de 4 cm. Acomodarlas en una charola y hornear entre 12 y 15 minutos.

Agregarlas a la salsa y cocinar a fuego lento entre 15 y 20 minutos o hasta que las albóndigas estén cocidas.

Grupos alimenticios: 1 almidón

Hamburguesas miniatura de pavo

Plan: semana 4

Rinde 2 porciones

628.5 calorías, 46.9 g de carbohidratos, 29.6 g de grasa, 9.7 g de grasa saturada, 44.9 g de proteína, 0 g de fibra, 491 mg de sodio por porción

Esta receta del chef Charis West tiene un elemento fresco: la manzana, la cual mantiene las hamburguesas jugosas. Si estás en las semanas 1, 2 o 3, intercambia el pan por rollos de lechuga o sirve la carne encima de una ensalada.

1 manzana verde

1 cucharada de mostaza Dijon

½ taza de cebollín o cebollitas de cambray picadas

375 g de pavo molido

Sal

Pimienta negra recién molida

½ aguacate pelado, sin semilla y rebanado

30 a 60 g de queso provolone rebanado

Pan de cualquier marca permitida (página 274) o lechuga

Pelar y rallar la manzana con un rallador de queso, sacarle un poco de jugo, no todo. Mezclar la manzana rallada, el cebollín, la mostaza, la sal y la pimienta con el pavo y formar cuatro hamburguesas. Cocinarlas en una sartén a fuego medio-alto, de 4 a 5 minutos cada lado o hasta que se cuezan por completo. Servir con queso y rebanadas de aguacate.

Grupos alimenticios: 1 almidón

Arroz sucio (integral) estilo Cajún

Etapa: semana 4

Rinde 4 porciones

322 calorías, 40.3 g de carbohidratos, 8.7 g de grasa, 2.2 g de grasa saturada, 20.7 g de proteína, 3.3 g de fibra, 151.3 mg de sodio por porción

El chef Charis West creó esta versión saludable del platillo favorito de Luisiana, el arroz integral, el cual se cocina con hígado o menudencias de pollo. En esta receta se utilizan pavo y champiñones. La textura y el sabor se asemejan a los del plato tradicional, pero no se dejen engañar, no es el arroz integral de toda la vida. Los vegetarianos pueden sustituir el pavo por frijoles.

1 taza de arroz integral sin cocinar

240 g de champiñones cremini o comunes

½ kg de pavo molido

2 tallos de apio finamente picados

½ pimiento morrón verde finamente picado

3 cebollitas de cambray finamente picadas

¼ de taza de perejil fresco finamente picado

Sazonador criollo (de preferencia marca Tony Chachere's)

239

Poner a hervir 2½ tazas de agua en una cacerola y añadir el arroz. Bajar la flama y cocinar a fuego lento 40 minutos o hasta que se haya absorbido toda el agua.

Mientras el arroz se cuece, asar los champiñones y el pavo en una sartén grande. Retirar la mezcla y saltear el apio y el pimiento hasta que estén tiernos, 7 minutos. Regresar la mezcla del pavo a la sartén e incorporar el arroz cocido, las cebollitas de cambray y el perejil. Condimentar con abundante sazonador criollo.

Grupos alimenticios: 1 almidón

Ensalada de verano de pasta y camarones
Rinde 4 porciones

Etapa: semana 3

294.3 calorías, 18.3 g de carbohidratos, 8.6 g de grasa, 1.3 g de grasa saturada, 37.6 g de proteína, 4.3 g de fibra, 177.4 mg de sodio por porción

Esta ensalada de pasta y camarones ha sido uno de los platillos favoritos de mi familia. Tan pronto el clima se torna cálido, me piden que lo prepare. Los camarones son los protagonistas y la pasta integral los complementa. Se sirve a temperatura ambiente. A veces triplico la receta cuando hay una parrillada y nunca sobra.

1 taza de rotini integral crudo (consultar las marcas aprobadas en la página 279)
680 g de camarones grandes pelados y desvenados
½ taza de jitomates cherry partidos a la mitad
¾ de taza de apio rebanado
½ taza de aguacate pelado, sin semilla y picado
½ taza de chile poblano despepitado y picado
2 cucharadas de cilantro fresco picado
2 cucharaditas de ralladura de limón
3 cucharadas de jugo de limón recién exprimido

2 cucharaditas de aceite de oliva extra virgen
¾ de cucharadita de sal kosher

Poner a hervir 8 tazas de agua en una cacerola grande. Añadir la pasta y cocinar 5 minutos o hasta que quede *al dente*. Añadir los camarones a la pasta y cocer 3 minutos o hasta que estén cocidos. Enjuagar con agua fría y escurrir bien. En un tazón grande mezclar la pasta con los camarones, los jitomates, el apio, el aguacate, el chile, el cilantro, el jugo, la ralladura de limón, el aceite de oliva y la sal.

Grupos alimenticios: n/a

Camarones al horno con espinaca y jitomate

Etapa: semana 1

Rinde 2 porciones

353.5 calorías, 17.4 g de carbohidratos, 9.2 g de grasa, 4.9 g de grasa saturada, 50.5 g de proteína, 2.4 g de fibra, 492.5 mg de sodio por porción

Este platillo se sirve casi hirviendo para confortar el alma. El jitomate forma una rica salsa espesa para las espinacas y los camarones quedan tiernos.

2 cucharaditas de aceite de coco
2 dientes de ajo picados
1 cebolla blanca mediana picada
2 cucharaditas de romero fresco
¹/₈ de cucharadita de sal
Pimienta negra recién molida
6 tazas de espinaca bien lavadas
2 jitomates cortados en cubos
½ kg de camarones desvenados y lavados

Precalentar el horno a 220°C. Calentar el aceite de coco en una sartén grande y agregar el ajo y cebolla, mover hasta que estén traslúcidos.

Añadir el romero y la sal y luego la pimienta al gusto. Incorporar la espinaca y cocinar hasta que esté bien humedecida. Agregar el jitomate y cocinar un minuto. Incorporar los camarones, revolver y retirar del fuego.

Transferir la mezcla de camarones a un refractario y hornear entre 12 y 15 minutos hasta que los camarones se tornen rosados y no estén traslúcidos por dentro.

Grupos alimenticios: n/a

Ensalada de carne de cangrejo y alcaparras

Etapa: 3 días

Rinde 4 porciones

220 calorías, 20 g de carbohidratos, 7.5 g de grasa, 1 g de grasa saturada, 22.7 g de proteína, 4.7 g de fibra, 994.5 mg de sodio por porción

Esta colorida ensalada es rica en ácidos grasos omega-3. El sabor salado de las alcaparras combina a la perfección con la dulzura de los pimientos; por su parte, el limón y el vinagre potencian el sabor del cangrejo.

½ kg de carne de cangrejo Jumbo Lump

1/3 de taza de pimientos morrones de varios colores, despepitados y picados

2 manojos de cebollita de cambray picada

½ cucharadita de polvo de ajo

El jugo de 3 limones

1/3 de taza de vinagre de vino de arroz sazonado

2 cucharadas de aceite de oliva extra virgen

1/3 de taza de apio

Sal de grano

½ cucharadita de pimienta de Cayena

3 o 4 cucharadas de alcaparras

1 cucharada de cilantro fresco picado (opcional)

Hojas de endivia para servir

Mezclar todos los ingredientes, salvo la endivia, en un tazón. Tapar y refrigerar entre 3 y 4 horas. Servir en las hojas de endivia.

Grupos alimenticios: n/a

Salmón con costra de mostaza
Etapa: 3 días
Rinde 4 porciones

371.3 calorías, 1 g de carbohidratos, 23.7 g de grasa, 4.5 g de grasa saturada, 34 g de proteína, 0 g de fibra, 353.3 mg de sodio por porción

---

Este platillo parece sofisticado pero su preparación es muy simple. Las versiones tradicionales de esta receta incluyen pan molido para que la costra de mostaza quede más gruesa. No creemos que lo vayas a extrañar.

4 filetes de salmón sin piel (170 g)
$1/8$ de cucharadita de sal
$1/8$ de cucharadita de pimienta negra recién molida
2 dientes de ajo
¾ de cucharadita de romero fresco
1½ cucharaditas de aceite de oliva extra virgen
2 cucharadas de mostaza Dijon
2 cucharadas de mostaza à l'Ancienne

Precalentar la parrilla del horno. Colocar el salmón en una charola cubierta con aluminio. Salpimentar.

Moler el ajo, el romero, el aceite de oliva y la mostaza en la licuadora. Asar el salmón 2 minutos, sacar del horno y untarle la salsa de mostaza. Asar otros 5 minutos o hasta que esté listo.

Fletán escalfado con salsa de jengibre y limón

Rinde 4 porciones

261 calorías, 2.2 g de carbohidratos, 10.7 g de grasa, 1.5 g de grasa saturada, 36.7 g de proteína, 0.5 g de fibra, 554.5 mg de sodio por porción

Éste es otro platillo que parece complicado, pero todo lo contrario. Escalfar el fletán es la mejor manera de conservar la integridad del pescado sin darle pie a la formación de PGA. La salsa es increíble, es casi imposible evitar comérsela a cucharadas.

5 rebanadas de jengibre fresco pelado
4 cebollines picados
4 filetes de fletán (170 g)

Salsa de jengibre y limón
2 cucharadas de salsa de soya
2 cucharadas de aceite de ajonjolí
1½ cucharadas de jugo de limón recién exprimido
¼ de cucharadita de jengibre molido

Preparar el fletán: llenar una sartén grande con una capa de 1½ cm de agua. Añadir las rebanadas de jengibre y el cebollín. Cuando hierva el agua, bajar la flama. Agregar el pescado y tapar. Cocer a fuego lento entre 5 y 7 minutos o hasta que ya no esté traslúcido por dentro.

Mientras tanto, mezclar los ingredientes para la salsa en un tazón pequeño.

Servir un filete con una cucharada de salsa.

Tacos de pescado con salsa de durazno rostizado

Rinde 4 porciones

Grupos alimenticios: 1 fruta
Etapa: semana 3

364.3 calorías, 47.1 g de carbohidratos, 11.4 g de grasa, 1.3 g de grasa saturada, 32.5 g de proteína, 16.6 g de fibra, 742.8 mg de sodio por porción

---

Los duraznos rostizados le dan un giro inesperado a esta receta sencilla.

½ kg de pescado blanco (bacalao, eglefino) cortado en tiras
2 cucharadas de aceite de oliva
½ cucharadita de sal
½ cucharadita de pimienta negra recién molida
Tortillas (consultar las marcas permitidas en la página 274)
Rebanadas de limón

Salsa de duraznos rostizados
2 duraznos sin semilla y cortados a la mitad
4 jitomates saladet
1 cebolla mediana cortada en 4 trozos
1 chile jalapeño
½ manojo de cilantro fresco picado
Sal
Pimienta negra recién molida

Precalentar el horno a 205°C. Preparar el pescado: cortarlo en trozos de ½ cm × ½ cm. Colocarlo en una charola con el aceite de oliva, salpimentarlo y asarlo hasta que las láminas se desprendan con facilidad, entre 5 y 8 minutos.

Para preparar la salsa, precalentar el horno a 180°C. Asar los duraznos, los jitomates, la cebolla y el jalapeño hasta que se caramelicen. Retirar las semillas del jalapeño y licuar los ingredientes para la salsa hasta obtener una pasta suave. Mantener caliente hasta servir.

Envolver las tortillas en una servilleta de papel húmeda y calentar en el microondas un minuto. Hacer los tacos, bañarlos en la salsa y decorarlos con las rebanadas de limón.

Grupos alimenticios: n/a

Pescado blanco con glaseado de *miso* y verduras
Rinde 4 porciones

Etapa: semana 2

379.5 calorías, 22.3 g de carbohidratos, 16.9 g de grasa, 2.5 g de grasa saturada, 36 g de proteína, 6.6 g de fibra, 636 mg de sodio por porción

El *miso* es un condimento japonés que se obtiene al fermentar arroz, cebada y soya. Le imprime una complejidad extraordinaria a un pescado blanco que de otro modo es simple. Este delicioso platillo es apto para cualquier tipo de dieta.

¼ de taza de *miso* blanco
4 cucharadas de aceite de ajonjolí
2 cucharadas de *mirin*
4 filetes (170 g) de pescado blanco (bacalao o fletán)
1 cebolla rebanada
1 zanahoria en juliana
1 cabeza de brócoli sin tallo
1 cucharada de semillas de ajonjolí tostadas
1 taza de ejotes frescos
1 cucharada de cilantro fresco picado para decorar

Precalentar el horno a 190°C. Mezclar el *miso*, una cucharadita de aceite de ajonjolí y el *mirin* en un tazón pequeño. Colocar el pescado en una charola y cubrirlo con la mezcla.

Calentar el aceite restante en una sartén y saltear la cebolla entre 3 y 5 minutos. Agregar la zanahoria y saltear otros 2 minutos. Añadir el brócoli y ¼ taza de agua y tapar. Cocer a fuego lento entre 8 y 10 minutos. Mientras el brócoli se cuece, hornear el pescado, entre 10 y 12 minutos. Añadir los ejotes a las verduras y cocer un minuto más. Servir y decorar con el cilantro.

Grupos alimenticios: n/a

Estofado de costillas
Rinde 4 porciones

Etapa: semana 2

284.5 calorías, 35 g de carbohidratos, 4.4 g de grasa, 0.7 g de grasa saturada, 5.6 g de proteína, 7.3 g de fibra, 723 mg de sodio por porción

Estas costillas están tan tiernas que se derriten en la boca. Por fortuna, la receta sólo requiere un poco más de media botella de vino, así que sobra bastante para el cocinero y sus afortunados invitados.

l cucharada de aceite de oliva extra virgen
4 costillas con hueso
l cebolla grande picada
l cucharada de romero fresco
2 cucharadas de tomillo fresco
2 hojas de laurel
2 tallos de apio picados
2 zanahorias picadas
2 dientes de ajo picados
l ½ tazas de pasta de tomate
2 o 3 tazas de vino tinto
l cucharadita de sal
l cucharadita de pimienta negra recién molida

Precalentar el horno a 180°C. Calentar el aceite en una cacerola de hierro o cerámica sobre la estufa. Secar las costillas con servilletas de cocina y dorarlas por los cuatro lados. Retirar de la cacerola. Añadir la cebolla, el romero, el tomillo y el laurel y saltear hasta que se reblandezcan. Agregar el apio y saltear entre 2 y 3 minutos, después las zanahorias y asar entre 4 y 5 minutos. Incorporar el ajo y cocinar 1 minuto. Añadir la pasta de jitomate y cocinar hasta que adquiera un tono café. Vaciar ½ taza de agua y el vino. Incorporar las costillas a la mezcla de verduras.

Cocer a fuego lento entre 2 o 3 horas y revisar cada treinta minutos. A mitad de la cocción, darle la vuelta a las costillas y salpimentar. Cuando estén listas, sacar 2 tazas de la salsa, hacerlas puré y reservarlo para servir.

Guarniciones

Grupos alimenticios: n/a

Ejotes con menta

Etapa: 3 días

Rinde 4 porciones

70.3 calorías, 12.8 g de carbohidratos, 0.6 g de grasa, 0 g de grasa saturada, 2.3 g de proteína, 3.9 g de fibra, 152.8 mg de sodio por porción

La menta es un complemento inesperado para estos ejotes; le da un toque de ligereza a una guarnición sencilla aunque magnífica.

1 cucharada de aceite de oliva
1 echalote rebanado
½ kg de ejotes
1/8 de taza de hojas de menta en rebanadas finas
¼ de cucharadita de sal
¼ de cucharadita de pimienta negra recién molida

Calentar el aceite en una sartén, agregar el echalote y saltear hasta que se reblandezca. Añadir los ejotes y saltear un poco, después agregar ¼ taza de agua y tapar. Cocer a fuego lento 5 minutos. Retirar del fuego, incorporar las hojas de menta, salpimentar, revolver y servir.

Grupos alimenticios: n/a

Pesto de pistaches

Plan: semana 1 o semana 4 si se acompaña con pasta

Rinde 8 porciones (1 porción = 2 cucharadas de pesto)

218.9 calorías, 4.7 g de carbohidratos, 21.5 g de grasa, 3.4 g de grasa saturada, 4.5 g de proteína, 1.7 g de fibra, 193.3 mg de sodio por porción

Al usar pistaches en un pesto lo enriquecemos con fibra y proteína. No sólo enriquece la pasta, sino también el pollo; se puede utilizar como salsa para verduras crudas o incluso con los Tallarines de calabacitas* (página 233). Como la porción es contundente, puedes congelarlo para otra ocasión.

½ taza de albahaca fresca bien aplastada
1 taza de pistaches sin sal ni cáscara
2 dientes de ajo
¼ de taza de queso parmesano
½ cucharadita de sal
¼ o ½ taza de aceite de oliva extra virgen

Colocar la albahaca, los pistaches, el ajo, el parmesano y la sal en un procesador de alimentos. Licuar hasta que se muelan todos los ingredientes, añadir ¼ taza de aceite poco a poco mientras se sigue licuando la pasta. Añadir hasta ½ taza para obtener una pasta suave. Si se utiliza para espaguetis, incorporarlo al espagueti caliente.

"Palomitas" de coliflor
Rinde 4 porciones

Grupos alimenticios: n/a
Plan: 3 días

---

132 calorías, 15.3 g de carbohidratos, 7.3 g de grasa, 1.1 g de grasa saturada, 5.7 g de proteína, 7.2 g de fibra, 470 mg de sodio por porción

---

Gracias a que la coliflor se corta en trozos tan pequeños, el dorado es uniforme y, por lo tanto, tienen un delicioso sabor rostizado. Dos cabezas de coliflor parecen demasiado, pero al cocinarlas se reducen ¡y al servirlas también!

2 cabezas de coliflor
2 cucharadas de aceite de oliva extra virgen
½ cucharadita de sal

Precalentar el horno a 220°C. Quitarle el tallo a la coliflor y cortar en trozos del tamaño de una uva. Aderezarlas con aceite y salpimentarlas en un tazón. Acomodarlas en una charola (es probable que se necesiten dos).

Hornear y revolver cada 10 minutos. Hornear unos 50 minutos o hasta que se doren.

Grupos alimenticios: 1 almidón

Ensalada de acelga roja y quinoa con pepitas
Etapa: semana 3

Rinde 4 porciones

258.7 calorías, 37.7 g de carbohidratos, 7.3 g de grasa, 1.1 g de grasa saturada, 10.2 g de proteína, 5.2 g de fibra, 536.1 mg de sodio por porción

---

La chef Phoebe Lapine compartió conmigo esta receta hace poco y le rogué que me permitiera publicarla en el libro. Me sentí en el cielo cuando vi el resultado final: el color que adquiere la quinoa y la suavidad de las hojas de la acelga. Además, las pepitas le dan un toque crujiente. Confieso que me volví adicta.

1 taza de quinoa cruda
½ cucharadita de cúrcuma molida
1 cucharada de aceite de oliva
1 manojo de acelga roja, retirar los tallos y rebanarlos delgados
El jugo de un limón
½ cucharadita de sal
1/8 de cucharadita de pimienta de Cayena
¼ de taza de pepitas (semillas de calabaza)

Combinar la quinoa, la cúrcuma y 2 tazas de agua en una cacerola con tapa y hervir. Reducir la flama, tapar y cocinar a fuego lento 20 minutos o hasta que la quinoa absorba toda el agua. Esponjar con un tenedor y dejarla reposar, tapada, 10 minutos.

Entre tanto, en una sartén grande antiadherente calentar el aceite a fuego medio. Añadir las acelgas y cocinar, revolver con frecuencia, hasta que las hojas se reblandezcan y hayan soltado buena parte de su líquido, unos 5 minutos. Agregar el jugo de limón, la sal y la pimienta de Cayena. Cocinar a fuego lento hasta que los tallos de la acelga estén tiernos y el líquido se haya reducido un tercio.

Transferir la quinoa a la sartén y mezclar con la acelga (la quinoa adquirirá un ligero color rosado).

Servir en un tazón y decorar con pepitas. Servir tibio o a temperatura ambiente.

Grupos alimenticios: 1 almidón, ½ lácteo

Pimientos rellenos
Rinde 2 porciones

Plan: semana 4

---

328 calorías, 46.5 g de carbohidratos, 12 g de grasa, 2.4 g de grasa saturada, 11.5 g de proteína, 8.7 g de fibra, 697.5 mg de sodio por porción

---

Estos pimientos rellenos tienen un aspecto maravilloso. El arroz integral y las verduras son fuentes de fibra, por su parte, las nueces y el queso parmesano le dan un sabor inigualable.

1 taza de arroz integral cocido

½ taza de calabazas picadas

½ taza de jitomate picado

2 cucharadas de piñones o nueces de Castilla picadas

½ cucharadita de albahaca molida

½ cucharadita de orégano molido

Sal

Pimienta negra recién molida

1 taza más 2 cucharadas de salsa marinara (véase la lista de marcas aprobadas en la página 280)

2 pimientos morrones sin tallo y despepitados

2 cucharadas de queso parmesano rallado

Mezclar el arroz con las calabazas, el jitomate, las nueces, las hierbas, 2 cucharadas de la salsa marinara y salpimentar al gusto. Rellenar los pimientos con la mezcla.

Colocar los pimientos en una sola capa en una sartén profunda, cubrir con la salsa restante, tapar y cocer a fuego medio hasta que los pimientos se reblandezcan, unos 20 o 30 minutos.

Espolvorear con el queso rallado y servir de inmediato.

Grupos alimenticios: 1 almidón

Boloñesa vegetariana

Etapa: semana 3

Rinde 4 porciones

102.8 calorías, 11 g de carbohidratos, 3.9 g de grasa, 0.5 g de grasa saturada, 2.8 g de proteína, 2.5 g de fibra, 624.8 mg de sodio por porción

---

¿Quién necesita carne con un platillo así? Esta salsa "carnosa" es capaz de complacer a cualquier carnívoro. Sírvela con pastas o verduras, como espinaca o *kale* salteados (ideal para la segunda semana de la dieta).

1 cucharada de aceite de oliva

1 cebolla mediana picada en trozos grandes

1 zanahoria mediana picada en trozos grandes

250 g de champiñones finamente picados

1 jitomate grande picado en trozos grandes (con todo y líquido)

½ taza de vino tinto seco

1 cucharadita de perejil molido

2 cucharadas de pasta de tomate

1 cucharadita de sal

Pimienta negra molida

250 g de penne integral (consultar la lista de marcas aprobadas en la página 279) cocido
Queso parmesano o pecorino recién rallado para decorar.

Calentar el aceite de oliva en una sartén grande y saltear la zanahoria y cebolla hasta que ésta se torne traslúcida, alrededor de 5 minutos. Incorporar los champiñones y saltearlos 5 minutos. Agregar el jitomate picado, la pasta de jitomate, el vino tinto, el perejil y salpimentar al gusto. Cocer a fuego lento hasta que la salsa espese, unos veinte minutos.

Servir junto con el *penne* ya cocinado (½ taza por persona). Espolvorearle el queso parmesano o pecorino.

Refrigerios

Nueces dulces

Rinde 12 porciones

Grupos alimenticios: n/a

Etapa: 3 días

192.2 calorías, 5.9 g de carbohidratos, 54.9 g de grasa, 6.2 g de grasa saturada, 12.2 g de proteína, 6.1 g de fibra, 4.8 mg de sodio por porción

---

Aunque estas nueces no tienen azúcar, su dulzura natural se debe a la canela, el jengibre y la vainilla. Verás qué rápido desaparecen.

1 ½ cucharaditas de canela molida
1 cucharadita de jengibre molido
1 ½ cucharaditas de extracto de vainilla
1 ½ cucharaditas de aceite de oliva extra virgen
125 g de nueces de Castilla peladas, sin aceite ni sal
125 g de nueces pecanas peladas, sin aceite ni sal
125 g de nueces de la India, sin aceite ni sal

Precalentar el horno a 160°C. Mezclar la canela, el jengibre, la vainilla y el aceite de oliva en un tazón grande. Incorporar las nueces y bañarlas en los condimentos. Colocar en una charola y hornear entre 10 y 12 minutos. Cuando se enfríen, se pueden guardar en un recipiente hermético.

Cecina seca de cerdo

Rinde 8 porciones

Grupos alimenticios: n/a

Etapa: 3 días

75.9 calorías, 0.1 g de carbohidratos, 1.3 g de grasa, 0.4 g de grasa saturada, 13.5 g de proteína, 0 g de fibra, 449.4 mg de sodio por porción

---

Es difícil encontrar una cecina empacada sin el azúcar añadida, así que decidimos hacer la nuestra. Esta sencilla receta tiene el sabor de la cecina sin los azúcares ni conservadores.

½ kg de lomo de cerdo en rebanadas delgadas
3 cucharadas de salsa de soya
2 cucharadas de vino tinto
2 cucharadas de salvia fresca finamente picada

Precalentar el horno a 95°C. Mezclar todos los ingredientes y marinar 2 horas. Acomodar el lomo en una charola y hornear hasta que se seque; voltear las rebanadas cada media hora en el transcurso de 2 horas.

Jitomates *cherry* rostizados
Rinde 2 porciones

Grupos alimenticios: n/a
Etapa: semana 1

87.5 calorías, 2 g de carbohidratos, 7.2 g de grasa, 1 g de grasa saturada, 1.2 g de proteína, 1.2 g de fibra, 295.5 mg de sodio por porción

Ésta es otra de mis recetas favoritas de la chef Phoebe. Deberían ser los dulces naturales por excelencia, en vez de las pasas. Es increíble lo rápido que se acaban. Teníamos muchas ganas de que nos sobraran para hacer otros platillos, así que los hicimos con huevos revueltos.

1 taza de jitomates *cherry* de varios tipos partidos a la mitad
6 dientes de ajo sin pelar
1 cucharada de aceite de oliva
¼ de cucharadita de sal de mar
¼ de cucharadita de pimienta negra recién molida
2 cucharaditas de hojas de orégano fresco

Precalentar el horno a 107°C. Colocar los jitomates en una charola con papel encerado. Anidar los ajos entre los jitomates. Rociar uniformemente con abundante aceite de oliva y salpimentar, espolvorear con las hojas de orégano.

Rostizar entre 2 y 3 horas hasta que los jitomates se sequen pero conserven cierta humedad, el sabor debe ser agridulce y delicioso.

Postres

Fresas cubiertas con chocolate amargo

Grupos alimenticios: 1 fruta, 1 chocolate

Etapa: semana 3

Rinde 4 porciones (5 fresas = 1 porción)

172.8 calorías, 20.5 g de carbohidratos, 10.3 g de grasa, 3.2 g de grasa saturada, 5.4 g de proteína, 4.3 g de fibra, 212 mg de sodio por porción

---

Quién iba a pensar que este postre clásico se podría incluir en una dieta. Cinco fresas constituyen una porción: te preguntarás si de verdad estás a dieta.

100 g de chocolate amargo (65 por ciento cacao o más), troceado
450 g de fresas (alrededor de 20), con tallo, lavadas y secas

Colocar el chocolate en un tazón resistente al fuego. Llenar una cacerola pequeña con un poco de agua y hervir a fuego medio. Apagar el fuego y colocar el tazón del chocolate encima del agua (sin tocarla), revolver hasta que se derrita. (El chocolate también se puede derretir en el microondas a potencia media durante un minuto, sacar para revolver y volver a calentar otros 30 segundos hasta que se derrita.) Preparar una bandeja con papel encerado. Tomar una fresa por el tallo, bañarla en el chocolate, levantarla y girarla para quitarle el exceso de chocolate. Colocarla en la bandeja y repetir. Refrigerarlas 30 minutos o hasta que el chocolate se endurezca.

Grupos alimenticios: 1 chocolate

Barra de nueces con chocolate

Etapa: semana 3

Rinde 16 porciones (1 cuadrado = 1 porción)

158.2 calorías, 10.3 g de carbohidratos, 12.9 g de grasa, 5.3 g de grasa saturada, 3.1 g de proteína, 3.2 g de fibra, 2.6 mg de sodio por porción

---

Esta barra de chocolate es muy contundente. Las nueces de macadamia le dan un toque saludable a este postre.

300 g de chocolate amargo (65 por ciento cacao o más), troceado
½ taza de nueces de macadamia sin sal
½ taza de almendras sin sal

Colocar el chocolate en un tazón resistente al fuego. Llenar una cacerola pequeña con un poco de agua y hervir a fuego medio. Apagar el fuego y colocar el tazón del chocolate encima del agua (sin tocarla), revolver hasta que se derrita. (El chocolate también se puede derretir en el microondas a potencia media durante un minuto, sacar para revolver y volver a calentar otros 30 segundos hasta que se derrita.)

Preparar una bandeja de 22 × 22 cm con papel encerado. Verter dos tercios del chocolate derretido en el papel y extender. Esparcir las nueces de macadamia y las almendras y cubrirlas con el chocolate restante. Enfriar en el refrigerador por lo menos 2 horas o hasta que se endurezca. Sacar de la charola y cortarlo en 16 cuadrados.

Rebanadas horneadas de pay de manzana

Rinde 4 porciones

Grupos alimenticios: 1 fruta
Etapa: 3 días

109 calorías, 28.3 g de carbohidratos, 0.3 g de grasa, 0 g de grasa saturada, 0.6 g de proteína, 3.2 g de fibra, 1 mg de sodio por porción

El aroma que desprenden al cabo de 5 minutos en el horno es irresistible. Con la vainilla, la canela y el clavo, se acerca mucho a un pay de manzana, aunque en una versión saludable. Espolvoréale nueces machacadas si lo quieres crujiente.

4 manzanas grandes peladas y sin corazón
1 cucharadita de extracto de vainilla
1 cucharadita de canela molida
½ cucharadita de clavo molido

Precalentar el horno a 180°C. Cortar las manzanas en rebanadas de 1½ cm. Mezclar la vainilla, la canela y el clavo en un tazón. Añadir las manzanas y revolver. Llenar un refractario grande con ½ cm de agua y colocar las rebanadas de manzana especiadas en una sola capa. Hornear 30 minutos o hasta que se reblandezcan. Escurrir el agua y servirlas tibias.

Grupos alimenticios: 1 fruta

Toronja a la parrilla
Etapa: semana 2
Rinde 2 porciones

---

28 calorías, 7.2 g de carbohidratos, 0.1 g de grasa, 0 g de grasa saturada, 0.5 g de proteína, 1.2 g de fibra, 0.3 mg de sodio por porción

---

¿Una simple toronja de postre? ¡Claro que sí! Al asarla, el azúcar natural protagoniza cada mordisco. El resultado final: un postre picante y especiado.

1 toronja grande
½ cucharadita de canela

Prender la parrilla del horno a fuego máximo. Cortar la toronja a la mitad. Con un cuchillo de toronja, separar la fruta de la cáscara pero sin sacarla. Sazonarla con canela y colocarla debajo de la parrilla. Asar 5 u 8 minutos o hasta que burbujee. Servir de inmediato.

Drupas asadas con queso ricotta especiado con canela

Rinde 4 porciones

Grupos alimenticios: ¼ lácteo, 1 fruta

Etapa: semana 3

141.5 calorías, 19.1 g de carbohidratos, 6.4 g de grasa, 2 g de grasa saturada, 5.1 g de proteína, 2.8 g de fibra, 38.5 mg de sodio por porción

---

La fruta asada es deliciosa y sencilla. Con queso ricotta especiado con canela, sabe aún mejor.

4 duraznos, ciruelas o nectarinas sin semilla y partidos a la mitad
1 cucharada de aceite de oliva extra virgen
½ cucharadita de canela molida
½ taza de queso ricotta semidescremado
1 ramita de menta para decorar

Precalentar la parrilla del horno a fuego alto. Barnizar la fruta con aceite. Colocar en la parrilla y asar hasta que se marque, 2 o 3 minutos por lado. Mezclar el queso y la canela en un tazón pequeño. Decorar cada fruta con la mezcla y una ramita de menta.

Bebidas

Sangría afrutada
Rinde 4 porciones

Grupos alimenticios: 1 vino
Etapa: semana 3

---

224 calorías, 14.4 g de carbohidratos, 0 g de grasa, 0 g de grasa saturada, 0.6 g de proteína, 1.3 g de fibra, 0.3 mg de sodio por porción

---

Para darle un giro divertido al vino tinto, les presentamos nuestra versión de sangría sin azúcar. Lo mejor es que dos copas de esta bebida equivalen a una sola de vino.

4 tazas de vino tinto
4 tazas de agua mineral
1 naranja rebanada
1 limón rebanado

Mezclar todos los ingredientes en una jarra grande, ponerle hielos y enfriar a la temperatura deseada. Servir y beber con responsabilidad.

Apéndice A
Programa de comidas de 31 días

Consulta las recetas con asterisco (*) en el capítulo 13 o el índice de recetas. Consulta los productos con doble asterisco (**) en la lista de marcas permitidas en el Apéndice B. La porción recomenda de carne roja, cerdo, pollo, pavo, pescado y mariscos es de 170 g cada una. Los vegetarianos y veganos pueden sustituir estas proteínas y los huevos por 170 g de tofu o ½ taza de legumbres cocidas, como lentejas o frijoles. Consulta las porciones de productos lácteos en la página 122.

Programa de comidas de 31 días, días 1-3

3 DÍAS SIN AZÚCAR	DÍA 1	DÍA 2	DÍA 3
Desayuno	3 huevos revueltos con una pizca de romero molido	Espinaca salteada con 3 huevos revueltos	Omelet de 3 huevos con camarones, espinaca salteada y estragón
Refrigerio	30 g de nueces mixtas	30 g de nueces mixtas	30 g de nueces mixtas
Comida	Pollo escalfado servido en una cama de verduras de hoja verde miniatura y ½ aguacate rebanado con hierbas, aceite de oliva y vinagre de vino tinto	Ensalada *niçoise* de atún (sin papas): atún en lata, verduras de hoja verde mixtas, un huevo duro y ejotes al vapor, vinagreta Adiós al azúcar*	Hamburguesa de pavo asada en rollo de lechuga con rebanadas de aguacate
Refrigerio	Rebanadas de pimientos morrones, 2 cucharadas de *hummus*	Rebanadas de pimientos morrones, 2 cucharadas de *hummus*	Rebanadas de pimientos morrones, 2 cucharadas de *hummus*
Cena	½ taza de edamame, salmón con brócoli y champiñones asados	Cerdo al romero, coles de Bruselas salteadas, lechuga romana cortada en trozos con aguacate y limón	Pollo al vapor con jengibre, salsa de soya y aceite de ajonjolí; coliflor salteada

Programa de comidas de 31 días, días 4-10

SEMANA 1	DÍA 4	DÍA 5	DÍA 6	DÍA 7	DÍA 8	DÍA 9	DÍA 10
Desayuno	2 Muffins de espinaca y huevo*	Yogur griego** con 2 cucharadas de almendras rebanadas y un chorrito de extracto de vainilla; galletas saladas**	Queso cottage con ½ aguacate rebanado	Omelet de 3 huevos con queso de cabra y espinaca	2 huevos revueltos con espinaca y salsa**, 2 galletas saladas ricas en fibra**	Yogur griego** con 2 cucharadas de semillas de linaza y un chorrito de extracto de vainilla	3 huevos escalfados sobre verduras de hoja verde salteadas
Refrigerio	1 manzana mediana, 1 cucharada de crema de almendras	30 g de semillas de calabaza	Galletas saladas**, 1 cucharada de crema de cacahuate**	Pudin de chía*	Palomitas de coliflor*	1 manzana mediana rebanada, 30 g de queso cottage, 2 galletas saladas ricas en fibra**	Galletas saladas**, 30 g de semillas de girasol
Comida	Verduras de hoja verde mixtas, garbanzos, feta, pimiento morrón, pepino, aceite de oliva y vinagre balsámico, galletas saladas**	Rollos de lechuga con pavo y mostaza Dijon	Pollo asado servido en una ensalada mixta de verduras de hoja verde con ejotes, 1 manzana mediana	Pollo al horno con ensalada de champiñones y espárragos*	6 piezas de sashimi, sopa miso, ensalada de algas	Ensalada niçoise de atún (véase día 2 de 3 días sin azúcar) con aceite de oliva, vinagre balsámico y galletas saladas**	Brochetas de pollo con hummus, bandejas de lechuga y barritas de zanahoria
Refrigerio	1 taza de edamame con cáscara	30 g de Nueces dulces*	Rebanadas de pepino, hummus	30 g de nueces de la India con canela y pimienta Cayena, 1 manzana mediana	1 manzana, 1 pieza de queso de hebra	Rebanadas de pimientos morrones con 2 cucharadas de hummus	Cecina seca de cerdo*, 1 manzana mediana rebanada
Cena	Calabaza "espagueti" salteada con ajo, aceite de oliva, kale, pimientos y ¼ taza de salsa marinera**	Pechugas de pollo escalfadas y Tallarines de calabacitas*, manzara mediana horneada	Salmón con costra de mostaza*, ensalada mixta de verduras de hoja verde	Camarones al horno con espinacas y tomate*	Tofu al horno con semillas y aceite de ajonjolí o salsa de soya, con espárragos al vapor	Fletán escalfado con salsa de jengibre y limón*	Salmón asado con brócoli y cebollas salteadas

265

Programa de comidas de 31 días, días 11-17

SEMANA 2	DÍA 11	DÍA 12	DÍA 13	DÍA 14	DÍA 15	DÍA 16	DÍA 17
Desayuno	Yogur griego** con ½ taza de moras azules, canela, semillas de linaza y nueces de Castilla	2 huevos revueltos con espinaca	Smoothie: 1 taza de búlgaros (marca Lifeway, descremados), ½ taza de frambuesas congeladas, ¼ cucharadita de extracto de vainilla, 1 cucharadita de semillas de chía	Frittata*	Yogur griego** con ½ taza de fresas y una cucharada de almendras rebanadas	1 manzana mediana, 1.5 cucharadas de crema de cacahuate** y canela	Omelet de 2 huevos con champiñones y 1 cucharada de queso parmesano rallado, 2 galletas saladas ricas en fibra**
Refrigerio	Galletas saladas** con aguacate y limón	1 manzana mediana rebanada servida sobre queso *cottage*	1 manzana mediana, 30 g de nueces de la India	1 manzana mediana, 1 cucharada de crema de almendras	12 jitomates cherry rociados con vinagre balsámico	Yogur natural** con extracto de vainilla, canela y 30 g de almendras	Pimientos morrones rebanados; dip de yogur al curry: yogur griego** con curry en polvo y sal
Comida	2 tazas de arúgula, 1 lata de atún en agua, ½ pimiento morrón, 6 aceitunas, vinagreta de limón	Frijoles rojos con comino, ajo y chile en polvo, aguacate y jitomate picado, jugo de limón y aceite de oliva, servidos sobre lechuga de hoja roja y adornados con cilantro; galletas saladas**	½ taza de garbanzos, 1 cucharada de feta, ½ tomate picado, ¼ taza de aceitunas negras, espinaca miniatura y vinagreta de vino tinto	2 galletas saladas marca Wasa**, ¼ aguacate aplastado, atún enlatado** con aceite de oliva extra virgen, jugo de limón y alcaparras; ensalada grande de verduras de hoja verde, pepino y jitomate	1 taza de sopa de ajo, 2 galletas saladas marca Wasa** con 30 g de queso de cabra y rebanadas de pepino; 1 manzana mediana	1 taza de gazpacho y pollo asado	Ensalada de *kale* con ¼ taza de hummus, zanahorias, pimiento morrón, 1 cucharada de nueces de Castilla picadas y vinagreta de vino tinto

Refrigerio	Queso de hebra y 1 manzana mediana	Yogur griego** con moras azules y 30 g de semillas de calabaza tostadas	Pimiento morrón en rebanadas y 30 g de queso Cheddar fuerte	½ taza de moras azules; 30 g de almendras	Barritas de apio con una cucharada de crema de cacahuate**, 30 g de nueces de la India	Melón rebanado con queso *cottage*, galletas saladas**	½ taza de frambuesas, 30 g de pistaches
Cena	Pollo salteado con pimientos, cebolla y salsa marinera; ensalada mixta de verduras de hoja verde	1 taza de ejotes, 2 camarones asados y *kebcbs* de calabacitas	Chuleta de cerdo sellada, 2 tazas de *kale* salteado con ajo	Fajitas de pollo envueltas en rollos de lechuga*	Noche de sushi: 6 piezas de sashimi, 1 taza de sopa miso y una ensalada pequeña de algas	Salmón a la plancha; 1 taza de espárrago al vapor, ensalada pequeña de arúgula	Pimientos rellenos*, 170 g de filete mignon

Programa de comidas de 31 días, días 18-24

SEMANA 3	DÍA 18	DÍA 19	DÍA 20	DÍA 21	DÍA 22	DÍA 23	DÍA 24
Desayuno	Yogur griego** con manzana en rebanadas y semillas de linaza molidas	½ taza de avena cocida con moras azules y semillas de cáñamo	Galletas saladas** con una cucharada de crema de cacahuate** y rebanadas de manzana; café con leche (café con ½ taza de leche descremada)	Omelet de 2 huevos con espárragos y una rebanada de tocino canadiense	Yogur griego** con un durazno rebanado. 2 galletas ricas en fibra**	Huevos revueltos con salmón ahumado curado en humo y rebanadas de jitomate (2 huevos, 1 rebanada de salmón)	2 huevos refritos, 2 tazas de kale salteado con aceite de oliva, orégano y chile en polvo (opcional)
Refrigerio	Fresas rebanadas servidas con queso cottage	Rebanadas de pepino, 30 g de queso de cabra. 2 galletas saladas ricas en fibra**	Pudín de chía* con moras	Zanahorias con 2 cucharadas de yogur al curry: Yogur griego** con curry en polvo y sal	30 g de Nueces dulces*	30 g de almendras	Cecina seca de cerdo *. 1 manzana mediana rebanada
Comida	Chili de frijoles negros, tiras de pimiento morrón, galletas saladas**	Hamburguesa de pavo envuelta en lechuga y cubierta con salsa y aguacate, ensalada mixta de verduras de hoja verde	Tallarines de trigo sarraceno salteados con tofu, germen de soya, coliflor, aceite de ajonjolí; salsa de soya y chile en polvo	½ taza de pasta integral con salsa de jitomate**: añadirle cebolla, pimiento y champiñones picados y 2 cucharadas de semillas de linaza; pechuga de pollo al horno. 30 g de chocolate amargo	Ensalada con ½ taza de garbanzos, zanahoria rallada, pepino y aderezo de mostaza	Fletán escalfado con salsa de jengibre y limón*. ½ taza de quinoa, ensalada pequeña	Ensalada de pollo al curry envuelta en rollos de lechuga: pechuga de pollo troceada mezclada con ½ taza de uvas rebanadas. ¼ de taza de Yogur griego** y 1 cucharadita de polvo de curry

Refrigerio	Rebanadas de pepino y zanahoria con hummus	1 manzana mediana. Yogur griego** con canela	1 huevo duro en rebanadas con galletas saladas** y hummus	Salmón ahumado con 30 g de queso de cabra y 2 galletas saladas ricas en fibra**	1 naranja. 1 triángulo de queso marca La vaca que ríe	2 clementinas pequeñas. 30 g de nueces de la India. 30 g de chocolate amargo	1 durazno rebanado y queso cottage
Cena	Ensalada de espárragos y champiñones*, callos de hacha al horno. ½ taza de quinoa. 30 g de chocolate amargo	Filete. Ejotes con menta*. Fresas cubiertas con chocolate amargo*	Camarones al horno con limón y pimienta, ensalada mixta de verduras de tallo verde. 30 g de chocolate amargo	Estofado de costillas* y ensalada de ejotes	Hamburguesa vegetariana con ¼ de aguacate, rebanadas de jitomate y envuelta en lechuga; 30 g de chocolate amargo	Sopa de lentejas al curry, ensalada de jitomate con pepino. 2 galletas saladas ricas en fibra**	Pollo y champiñones salteados sobre ½ taza de arroz integral, ensalada de arúgula. Barra de nueces con chocolate*

Programa de comidas de 31 días, días 25-31

SEMANA 4	DÍA 25	DÍA 26	DÍA 27	DÍA 28	DÍA 29	DÍA 30	DÍA 31
Desayuno	Hot cakes de avena y queso cottage*, 30 g de almendras picadas, 1 durazno en rebanadas	2 huevos refritos, 2 tazas de espinacas salteadas con aceite de coco	¾ taza de cereal Uncle Sam** con ½ taza de leche de almendras y ½ taza de moras azules	½ taza de avena tradicional cocida, ½ taza de moras mixtas, 2 cucharadas de semillas de linaza	Una taza de cereal de 7 granos integrales inflados Kashi**, ½ taza de leche de almendras**, una manzana mediana	2 Muffins de espinaca y huevo*, 2 rebanadas de tocino de pavo	Yogur griego** con 2 cucharadas de semillas de linaza y ½ taza de uvas partidas a la mitad
Refrigerio	1 taza de Yogur griego** con manzana picada	Frituras de *kale***	1 cucharada de crema de almendras** y una manzana mediana rebanada	Galletas saladas ** con una cucharada de crema de cacahuate	2 galletas saladas ricas en fibra** untadas con ¼ de aguacate	Un camote pequeño al horno (½ taza) con canela	2 galletas saladas ricas en fibra** con atún y un poco de mayonesa
Comida	½ aguacate relleno de atún y Vinagreta "Adiós al azúcar*, galletas saladas**	Albóndigas de pavo en salsa marinera*, ½ taza de pasta integral**	Pavo con una tortilla integral**, mostaza, jitomate y lechuga	Ensalada griega con camarones a la parrilla, ½ taza de uvas	Salmón con costra de mostaza*, chícharos chinos y cebolla salteados	Ensalada de frijol negro* servida con verduras de hoja verde salteadas y ½ taza de Yogur griego**	Arroz (integral) sucio estilo Cajún*

Refrigerio	Jitomates cherry rostizados*	½ toronja, 30 g de pistaches	1 taza de melón, 1 triángulo de queso marca La vaca que ríe	Un huevo duro partido a la mitad y servido con una cucharada de *hummus*	½ taza de fresas con queso ricotta y canela	2 galletas saladas ricas en fibra** 1 triángulo de queso marca La vaca que ríe, jitomates cherry	2 clementinas, 30 g de semillas de calabaza
Cena	Pescado escalfado con *ratatouille*; Barra de nueces con chocolate*	Guacamole con jícama en rebanadas, hamburguesa de carne magra servida en un muffin inglés**; 1 manzana mediana al horno con canela	Camarones al horno con espinaca y jitomate*, ½ taza de arroz integral; sáltate el postre	Fajitas de pollo*, una tortilla**; Drupas asadas con queso ricotta *	Callos de hacha escalfados sobre *kale* salteado; 30 g de chocolate amargo	Pechugas de pollo escalfadas* con Tallarines de de calabacitas*; Rebanadas horneadas de pay de manzana*	Salchicha de pavo (o soya). ½ taza de quinoa con *kale* picado, aceite de oliva y sazonador; Sangría afrutada*; sáltate el postre

Apéndice B
Marcas de alimentos permitidos

Estos productos se pueden consumir en el transcurso de la dieta durante y después de la etapa señalada. Por ejemplo, si un producto se recomienda para la semana tres, entonces se puede consumir a partir de esa semana y hasta la etapa de mantenimiento. Consulta los productos lácteos así como las porciones sugeridas en el capítulo 1.

Los favoritos de Brooke

Crema de almendras Barney Butter Almond	3 días
Galletas saladas de semilla de linaza sabor romero, Doctor in the Kitchen	3 días
Pasta orgánica de soya verde Explore Asian	Semana 1
Agua mineral LaCroix (todos los sabores)	3 días
Chocolate de Madagascar Madécasse (pimienta exótica, 70 por ciento cacao, 75 por ciento cacao u 80 por ciento cacao)	Semana 3
Galletas saladas Mary's Gone Crackers (original, pimienta negra, alcaravea, hierbas o cebolla)	Semana 3
Cereal de *qi'a* Nature's Path	3 días
Palomitas Quinn (parmesano y romero o limón y sal de mar)	Semana 1

Tallarines de *kelp* Sea Tangle	3 días
Barra de cereales sabor romero, Sheffa Savory Bars	Semana 4
Granos de cacao cubiertos de chocolate amargo 65 por ciento, Sweetriot	Semana 3
Tés Teas' Tea, sin azúcar (todos los sabores)	3 días
Crema de cacahuate con chocolate y coco Wild Squirrel Curious Cocoa-Nut	3 días

Pan/galletas saladas/tortillas

Pan orgánico The Baker Bread (granos integrales, semillas de linaza o de girasol)	Semana 3
Galletas de trigo integral Back to Nature Harvest	Semana 3
Galletas de linaza de Brad's Raw Foods (jitomate deshidratado)	Semana 1
Pan Ezekiel	Semana 3
Galletas saladas ricas en fibra Hi-Fibre, de Finn Crisp	Semana 1
Galletas saladas GG Crackers	Semana 1
Galletas saladas de granos integrales Heart to Heart, de Kashi (originales o de ajo rostizado)	Semana 3
Tortillas de harina La Tortilla Factory Soft Wraps (todas las variedades)	Semana 3
Pan de semilla de girasol Lydia's Organics	Semana 3
Pan Mestemacher (*fitness*, granola, centeno natural y espelta o centeno integral)	Semana 3
Pan tostado de granos integrales Melba Toast, de Old London	Semana 3
Pan de centeno con quinoa Orgran	Semana 3
Pan de centeno Ryvita (centeno ligero o semillas de girasol con avena)	Semana 3
Pan Steady Eddie, de Silver Hills Sprouted Bakery	Semana 3

Pan pita de trigo integral Toufayan (Pitettes & Mini pitettes)	Semana 3
Pan *lavash* multigrano, Toufayan	Semana 3
Galletas saladas de trigos integrales Triscuits	Semana 1
Galletas saladas Two Moms in the Raw (pesto o jitomate y albahaca)	Semana 3
Pan Vermont Bread Company (trigo integral sin sodio, 10 granos, suave o trigo integral suave)	Semana 3
Pan de centeno Wasa (centeno fuerte o suave)	Semana 3
Muffins ingleses orgánicos Whole Foods Organic (multigrano o trigo)	Semana 3

Cereal

Avena instantánea orgánica 365 (multigrano y linaza)	Semana 3
Cereal orgánico de avena Oat Bran Flakes, de Arrowhead Mills	Semana 3
Cereal orgánico de espelta Spelt Flakes, de Arrowhead Mills	Semana 3
Cereal de trigo inflado Puffed Wheat, de Arrowhead Mills	Semana 3
Cereal de trigo Shredded Wheat, de Arrowhead Mills	Semana 3
Cereal de trigo Shredded Wheat, de Barbara's	Semana 3
Cereal Purely O's, de Cascadian Farm Organic	Semana 3
Cereal de trigo integral germinado Ezekiel (original, almendra o linaza dorada)	Semana 3
Cheerios de General Mills	Semana 3
Cereal Fiber One de General Mills (original)	Semana 3
Wheaties de General Mills	Semana 3
Cereal de 7 granos integrales en perla o 7 granos integrales inflados, de Kashi	Semana 3
Corn Flakes Kellogg's	Semana 3
Product 19 de Kellogg's	Semana 3
Special K de Kellogg's (original o con proteína)	Semana 3

Cereal orgánico multigrano Organic Flax Plus, de Nature's Path	Semana 3
Cereal orgánico de granos milenarios Organic Heritage, de Nature's Path (original, Bites, O's)	Semana 3
Cereal orgánico de avena Organic Oatbran, de Nature's Path (mijo o multigrano)	Semana 3
Cereal orgánico de 8 granos integrales Organic Synergy, de Nature's Path	Semana 3
Cereal Hi-Lo de Nutritious Living (nueces pecanas con jarabe de maple o vainilla y almendras)	Semana 3
Avena Old Wessex	Semana 3
Grape-Nuts de Post (original u hojuelas)	Semana 3
Cereal de trigo Shredded Wheat, de Post (o cualquier marca) (Original, Original Spoon Size o Wheat 'n Bran)	Semana 3
Avena Not Guilty de Umpqua	Semana 3
Cereal Uncle Sam (original o con mezcla de moras)	Semana 3
Cereal Organic Crispy Flakes, de Weetabix	Semana 3

Chocolate

Green & Black's	Semana 3
NibMor	Semana 3
Sweet Riot (70 por ciento)	Semana 3

Postres

Helado orgánico de leche de coco sin azúcar añadida
(chocolate, granos de vainilla, chispas de menta,
chispas de almendra tostada)

Pescado

Atún en lata o frasco, cualquier marca	3 días
Salmón silvestre en lata Wild Alaskan Salmon, de Wild Planet (rosado o rojo)	3 días
Filetes de atún silvestre en lata Wild Albacore Tuna Fillets, de Wild Planet (original o en aceite de oliva extra virgen)	3 días
Sardinas silvestres en lata Wild California Sardines, de Wild Planet (en agua de manantial, en aceite de oliva extra virgen o con limón)	3 días
Camarones rosados silvestres en lata Wild Pink Shrimp, de Wild Planet	3 días
Atún silvestre en lata Wild Skipjack Light Tuna, de Wild Planet	3 días

Comida congelada

Amy's Bowls (arroz integral, frijol de Castilla o verduras)	Semana 4
Burrito indio de espinaca y Tofu de Amy's	Semana 4
Verduras al vapor congeladas de Birds Eye	3 días
Curry Dal Masal de Deep Indian Gourmet	3 días
Pollo tandoori con espinaca de Ethnic Gourmet	3 días
Palak Paneer de Ethnic Gourmet	Semana 1
Penne de tres quesos de Kashi	Semana 4
Pasta primavera con pesto de Kashi	Semana 4
Channa Masala de Tandoor Chef	3 días
Pizza de trigo integral de verduras asadas de Whole Foods 365	Semana 4

Carne

Salchicha de pollo y pavo Applegate Organics (Fire Roasted Red Pepper o Sweet Italian)	3 días
Salchicha de pollo y pavo en espinaca y feta Applegate Organics	Semana 1
Pechuga de pavo a las hierbas Applegate Organics	3 días
Roast Beef Applegate Organics	3 días
Hot dogs sin curar Applegate Organics (carne, pollo o pavo)	3 días
Pechuga de pavo ahumada Applegate Organics	3 días
Bisonte molido Great Range	3 días
Hamburguesas de pavo Jennie-O	3 días
Salchicha *andouille* ahumada Wellshire	3 días

Sustitutos de carne

Hamburguesa clásica sin carne estilo estadunidense Boca	Semana 3
Hamburguesa De Canto's Best (original, ajo o quinoa)	Semana 3
Hamburguesa vegetariana Gardenburger (original)	Semana 3
Hamburguesa Sunshine Burgers (Garden Herb)	Semana 3

Leche/sustitutos de leche

Leche de almendras sin azúcar Almond Breeze (original, chocolate)	Semana 1
Leche orgánica con omega-3 de Organic Valley	Semana 1
Leche de soya orgánica sin azúcar Organic Eden	Semana 1
Leche de almendras orgánica sin azúcar Pacific (original, vainilla)	Semana 1
Leche de almendras Almond Plus de So Delicious (original)	Semana 1

Leche de coco sin azúcar So Delicious (original)	Semana 1
Leche de cáñamo sin azúcar Tempt (original)	Semana 1
Leche de soya orgánica sin azúcar West Soy	Semana 1

Crema de nueces/pastas para untar

Cualquier marca de crema de nueces sin azúcar ni sal	3 días
Crema de cacahuate Maple Grove Farms (crujiente o cremosa)	3 días
Crema de cacahuate Naturally More (crujiente o cremosa)	3 días
Crema de cacahuate cremosa y tradicional Peanut Butter Co.	3 días
Crema de cacahuate natural Smuckers (crujiente o cremosa)	3 días
Crema de semillas de girasol orgánica sin azúcar Sunbutter	3 días

Pastas/Granos/Tallarines

Arroz glutinoso de trigo integral germinado Annie Chun's Rice Express	Semana 4
Pastas Barilla Plus	Semana 3
Pastas de trigo cien por ciento integral Bionaturae	Semana 3
Couscous de trigo integral Casablanca Gardens	Semana 3
Pastas de trigo cien por ciento integral DeCecco (fusilli, linguine, penne rigate, espagueti)	Semana 3
Espirales de kamut Eden Organic Pasta	Semana 3
Espagueti Einkorn	Semana 3
Espagueti orgánico de frijol negro Explore Asian	3 días
Espagueti orgánico de soya Explore Asian	Semana 3
Macaroni & Cheese de trigo integral Hodgson Mill	Semana 3
Arroz salvaje integral Lundberg Country	Semana 4
Arroz integral Minute Instant	Semana 3
Arroz integral con pollo y hierbas Near East	Semana 4
Couscous israelí de trigo integral Rice Select	Semana 3

Pastas de granos cien por ciento integrales Ronzoni Healthy Harvest	Semana 3
Arroz integral instantáneo Uncle Ben's Ready Rice	Semana 4

Aderezos para ensaladas

Aderezos orgánicos Annie's Naturals Organic (aceite y vinagre, Goddess, shiitake y ajonjolí o Tuscany Italian)	Semana 1
Vinagreta francesa Brianna's	Semana 1
Aderezos Newman's Own (aceite de oliva y vinagre o César)	Semana 1

Salsas picantes y *dips*

Salsa Amy's (suave o picante)	Semana 1
Salsas D.L. Jardines (Cilantro Green Olive o Texacante)	Semana 1
Salsa Green Mountain Gringo (suave o Roasted Chile Pepper)	Semana 1
Salsa orgánica Muir Glen (Garden Cilantro o suave)	Semana 1
Guacamole Wholly (clásica, Avocado Verde, Guacamole & Spicy Pico, Homestyle, orgánica o picante)	Semana 1
Salsa Wholly (suave, picante o extra picante)	Semana 1

Salsas

Salsa picante Cholula Hot Sauce	3 días
Salsa marinara, receta familiar, Amy's	Semana 1
Salsa Classico (chile picante o jitomate y albahaca)	Semana 1
Salsa Louisiana The Original Hot Sauce	3 días
Salsa *miso* orgánica Miso Master (Original o Mellow White)	3 días

Salsa *miso* orgánica Miso Master (arroz integral, Country Barley, Organic Red)	Semana 3
Salsa de jitomate orgánica Muir Glen	Semana 1
Salsa marinera Prego	Semana 1
Salsa Rao's Homemade (Arrabbiata, Garden Vegetable, Marinara, Puttanesca, Roasted Eggplant Sauce, Sensitive Formula Marinara, Tomato Basil)	Semana 1
Salsa Tabasco	3 días

Refrigerios

Compota de manzana orgánica sin azúcar 365	Semana 1
Palomitas 479° (trufa negra + queso cheddar blanco)	Semana 1
Manzanas orgánicas deshidratadas al horno con canela Bare Fruit	Semana 1
Frituras de *kale* Brad's Raw (Naked)	3 días
Botanas de edamame Cruncha ma-me	3 días
Frituras de zanahoria picantes Danielle	Semana 2
Palomitas Good Health (Half Naked)	Semana 1
Fresas deshidratadas Nature's All Foods	Semana 2
Garbanzos con sal de mar Nutty Bean Co. ChickPz	3 días
Edamame seco y tostado Seapoint Farms	3 días
Botana de algas marinas tostadas y sazonadas SeaSnax	3 días
Palomitas Skinny Pop	Semana 1
Almendras Sunbiotics (original, con queso, con trufas)	3 días

Sopas

Sopa de lentejas rojas al *curry* Amy's	Semana 1
Sopa de chícharos secos baja en grasa Amy's	Semana 2
Sopa de cebada con verduras baja en grasa Amy's	Semana 3

Sopa de chícharos secos Tabatchnick (la baja en sodio,   Semana 2
no la orgánica)

Verduras

Verduras al vapor congeladas de Birds Eye	3 días
Verduras para asar Mann's	3 días
Ensalada arcoíris Mann's	3 días

Yogur

Yogur griego natural Brown Cow	Semana 1
Yogur griego natural Chobani sin grasa	Semana 1
Yogur natural semidescremado Fage	Semana 1
Yogur griego natural sin grasa The Greek Gods	Semana 1
Yogur griego orgánico natural Oikos de Stonyfield	Semana 1
Skyr natural Siggi's	Semana 1
Yogur griego orgánico, natural y sin grasa Voskos	Semana 1
Yogur griego natural semidescremado Yoplait 2x Protein	Semana 1
Kefir natural bajo en grasa Lifeway	Semana 1

Miscelánea

Chocolate en polvo sin azúcar de cualquier marca	3 días
Quesos La vaca que ríe	Semana 1
Aceitunas Oloves (Tasty Mediterranean, Hot Chilli Mama, Lemony Lover)	Semana 1

Apéndice C
Productos recomendados
para el cuidado facial

Productos recomendados

	PRODUCTO	DESCRIPCIÓN	PIEL
Limpiadores	Limpiador hidratante, de CeraVe	Ceramida, ácido hialurónico	Normal a seca
	Limpiador facial en espuma, de CeraVe	Ceramida, ácido hialurónico, niacinamida	Normal a seca
	Limpiador suave para todo tipo de piel, Cetaphil	Limpiador suave sin jabón Usar con o sin agua	Todas, también sensible
	Limpiador en espuma DermaControl, de Cetaphil	Limpiador en espuma con zinc	Grasa o propensa al acné
	Limpiador purificante en gel Effaclar Gel, de La Roche-Posay	Limpiador en gel sin jabón con zinc PCA	Grasa o propensa al acné
	Limpiador facial purificante, Neutrogena Naturals	Limpiador suave con corteza de sauce	Normal o propensa al acné
	Limpiador en espuma para piel sensible, Olay	Limpiador de glicerina sin jabón ni aceites	Todas, también sensible
	Limpiador Toleriane, de La Roche-Posay	Limpiador suave a base de glicerina	Sensible

Limpiador ultra suave, Glycolix Elite	Limpiador sin jabón con vitaminas A, C y E, té verde y la coenzima Q10	Todas, también sensible
Limpiador diario ultra suave, de Neutrogena	Limpiador suave	Todas, también sensible
Limpiador clarificante Positively Radiant, de Aveeno	Extracto de soya	Todas
Limpiador Ultra Facial Cleanser para todo tipo de piel, Kiehl's	Escualeno, aceite de semilla de chabacano, vitamina E, aceite de aguacate	Todas
Limpiador facial suave, GlyDerm	Ácido glicólico	Todas
Limpiador purificante, SkinCeuticals	Limpiador en gel con ácido glicólico	Todas
Limpiador en gel Simply Clean, de SkinCeuticals	Ácidos alfa hidróxidos mixtos, extracto de aloe y manzanilla	Mixta a grasa
Limpiador en gel LHA Cleansing Gel, de SkinCeuticals	Ácido lipohidróxido, ácido glicólico y ácido salicílico	Normal a grasa (no para piel sensible)
Limpiador facial, MD Formulations	Ácido glicólico	Todas
Limpiador facial, NeoStrata	Gluconolactona	Todas
Limpiador exfoliante Skin Active, de NeoStrata	Gluconolactona y ácido maltobiónico	Todas
Limpiador facial antiacné Acne Treatment, de Glytone	Ácido salicílico y glicólico	Grasa o propensa al acné
Limpiador en espuma Clear Complexion, de Aveeno	Ácido salicílico y extractos de soya	Mixta a grasa

Limpiador facial Oil-Free Acne Wash de toronja, de Neutrogena	Ácido salicílico, vitamina C y extracto de toronja	Grasa o propensa al acné
Limpiador en espuma de uso diario CLENZiderm M.D. System, de Obagi	Ácido salicílico y mentol	Grasa o propensa al acné
Sueros/ cremas con antioxidantes de protección diaria Suero facial antioxidante, de Vivité	Extractos de té verde, granada, manzanilla, hoja de oliva, raíz de regaliz y ácido glicólico	Todas
Suero regenerativo Regenerist, de Olay	Niacinamida, extracto de té verde y granada, carnosina, vitamina E y Matrixyl	Todas
Suero intensivo antiarrugas Derm AOX, de La Roche-Posay	Carnosina, pycnogenol, vitaminas C y E	Todas
Suero Phloretin CF, de SkinCeuticals	Floretina, vitamina C, ácido ferúlico	Todas
Crema A.G.E. Interrupter, de SkinCeuticals	Extracto de mora azul, Proxylane™, fitoesfingonsina	Normal a seca
Suero reafirmante y antioxidante Hydra-Pure, de Dr. Dennis Gross	Retinol, vitaminas C y E, coenzima Q10, péptidos, extractos de té verde, jitomate, semilla de uva y soya	Todas
Suero antioxidante Antioxidant Defense Serum, Skin Active de NeoStrata	Ácidos biónicos y polihidróxidos, vitaminas C y E, ácido cítrico, extractos de té verde, semilla de uva de Chardonnay, jitomate y lila	Todas

	Suero C-Resveratrol Serum Kx de B Kamins Laboratories	Resveratrol, vitaminas C y E, carnosina, aceite de acai, coenzima Q10, péptidos	Todas
	Suero Quercetin and Oak Antiaging and Antiwrinkle Face Serum, de Korres	Extracto de corteza de Quercus robur, vitaminas C y E, péptidos y quercetina	Todas
	Suero Truth Serum Collagen Booster, de OleHenriksen	Vitaminas C y E, extractos de té verde, naranja, escaramujo y semilla de toronja	Todas
	Suero Concentrated Reconstructing Serum, de Algenist	Extractos de algas, célula de tallo de manzana suiza, té verde, naranja, limón, exopolisacáridos de algas, niacinamida y péptidos	Todas
	Black Tea Age-Delay Serum, de Fresh	Extractos de té negro, hoja de zarzamora y de romero	Todas
	Replenix Serum CF de Topix	Té verde, cafeína y ácido hialurónico	Todas
	Crema o suero Replenix Power of 3, de Topix	Té verde, resveratrol, cafeína y ácido hialurónico	Todas
	Humectante Rejuvenative Moisturizer, de SkinMedica	Ácidos grasos esenciales, extractos botánicos, extracto de algas, vitaminas A, C y E	Todas
Cremas o lociones humectantes con FPS para uso diario	Protector solar ultra ligero Anthelios 60 con Cell-OX Shield XL, de La Roche-Posay	Avobenzona, homosalato, octisalato, octocrileno oxibenzona, antioxidantes botánicos	Normal a mixta
	Loción facial humectante AM FPS 30, de CeraVe	Homosalato, octinato, octocrileno, óxido de zinc	Todas, también seca
	Hidratante facial de uso diario UVA/ UVB FPS 50, de Cetaphil	Oxtinoxato, octisalato, octocrileno, oxibenzona, dióxido de titanio	Normal a seca

286

Hidratante DermaControl Oil Control FPS 30, de Cetaphil	Avobenzona, octocrileno, octisalato	Grasa o propensa al acné
Protector facial diario Super City Block Oil-Free FPS 40, de Clinique	Dióxido de titanio, metoxicinamato, vitaminas C y E, extracto de regaliz	Todas, también grasa
Hidratante diario Positively Radiant de amplio espectro FPS 30, de Aveeno	Avobenzona, octocrileno, oxibenzona, soya	Todas, también grasa
Loción facial humectante Daily Protection FPS 30, de Eucerin	Ensulizola, octinoxato, octisalato, zinc y dióxido de titanio, sin fragancia	Todas
Hidratante diario Healthy Defense con protector solar de amplio espectro FPS 50, de Neutrogena	Avobenzona, homosalato, octisalato, octocrileno, oxibenzona	Todas
Hidratante facial diario FPS 30, de Vivité	Octinoxato, oxibenzona, octisalato, ácido glicólico, extractos de granada, vitaminas E y C, té verde, raíz de regaliz y hoja de oliva, superóxido dismutasa	Todas
Hidratante diario Healthy Defense FPS 50 para piel sensible, de Neutrogena	Titanio y óxido de zinc	Todas, también sensible
Protector solar UV de amplio espectro FPS 41, de Elta MD	Titanio y óxido de zinc (con color)	Todas
Protector solar Physical fusion UV defense FPS 50, de SkinCeuticals	Óxido de zinc	Todas
Cuidado nocturno — Crema de noche Retinol Correxion para piel sensible, de Roc	Retinol	Normal a sensible

Crema de noche antiarrugas Healthy Skin, de Neutrogena	Retinol, pro-vitamina B5 y vitamina E	Normal a grasa
Tratamiento Redermic [R] Intensive Anti-Aging Corrector, de La Roche Posay	Retinol	Todas
Crema purificante de noche Retinol 0.5 y Retinol 1.0, ambas de SkinCeuticals	Retinol	Todas
Age Defense Triretinol Complex o Tri-retinol Complex ES, ambos de SkinMedica	Mezcla de retinol, mezcla de vitamina C y vitamina E	Todas, no es para piel sensible
Regenerist Wrinkle Revolution Complex, de Olay	Matrixyl, extracto de té verde, niacinamida, vitaminas C, B5 y E	Normal a mixta
Tratamiento para las arrugas Professional ProX Deep Wrinkle Treatment, de Olay	Niacinamida, propionato de retinol, vitamina E, Matrixyl y otros péptidos	Normal a mixta
Crema Regenerist Micro-Sculpting Cream, de Olay	Niacinamida, Matrixyl, extractos de eneldo y té verde	Normal a sensible
Crema reparadora Skin-Strengthening Complex, de NIA 24	Pro-niacina, palmitato de retinol, extractos de té verde y romero, complejo de péptidos	Todas
Skin Active Firming Collagen Booster, de NeoStrata	Péptido de Matrixyl 3000, neoglucosamina, extracto de célula de gardenia	Todas
Active C, de La Roche Posay	Vitamina C con glicerina	Todas

288

Crema facial C-ESTA, de Jan Marini	Mezcla de vitamina C, vitamina E, extracto de romero	Todas
Crema facial ultra humectante, Restore, de NeoStrata	Gluconolactona, vitamina E	Todas
Crema facial Bionic, de NeoStrata	Gluconolactona, ácido lactobiónico	Todas
Skin Active Cellular Restoration, de NeoStrata	Ácido maltobiónico, gluconolactona, ácido glicólico, péptidos, extractos de semilla de uva, célula de tallo de manzana suiza, granada, mora azul y vitamina E	Todas
Renew Overnight Dry, de SkinCeuticals	Mezcla de hidróxidos, consuelda, extractos de aloe y manzanilla, aceite de primulácea	Normal a seca
Crema AHA/BHA, de SkinMedica	Mezcla de ácidos alfa y beta hidróxidos de origen natural	Todas
Crema facial Night Renewal, de Vivité	Ácido glicólico, péptidos, extracto de algas, antioxidantes (vitaminas C y E y superóxido dismutasa), extracto de hoja de oliva	Normal a seca

Agradecimientos

No hubiera sido posible escribir este libro de no haber sido por varias personas: nuestro admirable agente Dan Mandel, quien creyó en nuestra visión, así como nuestra editora Renee Sedliar, quien apostó por nosotras y consiguió que esta experiencia fuera inolvidable (gracias). Estamos muy agradecidas con todo el equipo de los sellos editoriales Da Capo y Perseus, sobre todo a Lori Hobkirk, Iris Bass, Sandy Chapman, Lissa Warren y Christine Dore por su empeño y dedicación.

No le podemos agradecer lo suficiente a nuestros expertos: el chef Jason Brown y la estupenda entrenadora Liz Barnet, quienes aportaron su tiempo, energía y profesionalismo.

Gracias al equipo de trabajo de B Nutritious, sobre todo a Rachelle LaCroix Mallik y Ying Lam, por todas las horas en la cocina y la oficina.

También nos gustaría darle las gracias a Jennifer Fisherman Ruff, Jamie Rosen, Jacqui Stafford, Brigitte Zeitlin, Andrew James Pierce, Charis West, Diane Foster y Kristin Collins, así como a todos aquellos que probaron la dieta desde el principio y nos dieron sus comentarios invaluables.

Gracias a nuestras familias por su apoyo: Hank y Gerry Alpert, David y Mia Alpert, Helen Rodbell, Luke Schlumbrecht, Jennifer y Lee McMillan, Lindsay y Joe Dawson, Kelley Farris y Brett Slocum. Todd y Emma: los amo más de lo que se imaginan.

Bibliografía

INTRODUCCIÓN

Boyle, J. P., T. J. Thompson, E. W. Gregg *et al.*, "Projection of the Year 2050 Burden of Diabetes in the U.S. Adult Population: Dynamic Modeling of Incidence, Mortality, and Prediabetes Prevalence", *Popular Health Metrics*, vol. 8, 2010, p. 29.

Lustig, R. H., L. A. Schmidt y C. D. Brindis, "Public Health: The Toxic Truth About Sugar", *Nature*, vol. 482, núm. 7383, 2012, pp. 27-29.

CAPÍTULO 3: UN DULCE DILEMA

Abou-Donia, M. B., E. El-Masry, A. A. Abdel-Rahman, *et al.*, "Splenda Alters Gut Microflora and Increases Intestinal P-glycoprotein and Cytochrome P-450 in Male Rats", *Journal of Toxicology and Environmental Health*, Part A 71, 2008, pp. 1415-1429.

Ahmed, N., "Advanced Blycation End-Products. Role in Pathology of Diabetic Complications", *Diabetes Research and Clinical Practice*, vol. 52, núm. 6, 2005, pp. 3-21.

Avena, N. M., P. Rada y B. G. Hoebel, "Evidence for Sugar Addiction: Behavioral and Neurochemical Effects of Intermittent, Excessive Sugar Intake", *Neuroscience and Biobehavioral Reviews*, vol. 32, núm. 1, 2007, pp. 20-39.

Basciano, H., L. Federico y K. Adeli, "Fructose, Insulin Resistance and Metabolic Dyslipidemia", *Nutrition and Metabolism*, vol. 2, núm. 1, 2005, pp. 5-19.

Centros para el Control y Prevención de Enfermedades de Estados Unidos, "Summary Health Statistics for U.S. Adults: National Health Interview Survey", 2010; actualizado en enero de 2012. Consultado el 28 de noviembre de 2012. http://www.cdc.gov/nchs/data/series/sr_10/sr10_252.pdf.

Contreras, C. L. y K. Chapman-Novakofski, "Dietary Advanced Glycation End Products and Aging", *Nutrients*, vol. 2, 2010, pp. 1247-1265.

Davidson, T. L., A. A. Martin, K. Clark *et al.*, "Intake of High-Intensity Sweeteners Alters the Ability of Sweet Taste to Signal Caloric Consequences: Implications for the Learned Control of Energy and Body Weight Regulation", *The Quarterly Journal of Experimental Psychology*, vol. 64, núm. 7, 2011, pp. 1430-1441.

Ford, E. S., C. Li y G. Zhao, "Prevalence and Correlates of Metabolic Syndrome Based on a Harmonious Definition Among Adults in the US", *Journal of Diabetes*, vol. 2, núm. 3, 2010, pp. 180-193.

Howard, B. V. y J. Wylie-Rosett, "Sugar and Cardiovascular Disease", *American Heart Association Journal*, vol. 106, 2002, pp. 523-527.

Liu, S., W. C. Willett, M. J. Stampfer *et al.*, "A Prospective Study of Dietary Glycemic Load, Carbohydrate Intake, and Risk of Coronary Heart Disease in US Women", *American Journal of Clinical Nutrition*, vol. 71, 2000, pp. 1455-1461.

Livingston, E. H. y J. W. Zylke, "Progress in Obesity Research: Reasons for Optimism", *Journal of the American Medical Association*, vol. 308, núm. 11, 2012, pp. 1162-1164.

Mozumdar, A. y G. Liguori, "Persistent Increase of the Prevalence of Metabolic Syndrome Among U.S. Adults: NHANES III to NHANES 1999-2006", *Diabetes Care*, vol. 43, núm. 1, 2011, pp. 216-219.

Pollock, N. K., V. Bundy, W. Kanto *et al.*, "Greater Fructose Consumption Is Associated with Cardiometabolic Risk Markers and Visceral Adiposity in Adolescents", *Journal of Nutrition*, vol. 142, núm. 2, 2012, pp. 251-257.

Semba, R. D., E. J. Nicklett y L. Ferrucci, "Does Accumulation of Advanced Glycation End Products Contribute to Aging Phenotype?", *Journals of Gerontology, Series A: Biological and Medical Sciences*, vol. 65A, núm. 9, 2010, pp. 963-975.

Tappy, L. y K. A. Lê, "Metabolic Effects of Fructose and the Worldwide Increase in Obesity", *Physiological Reviews*, vol. 90, 2010, pp. 23-46.

USDA (Departamento de Agricultura de Estados Unidos), "Profiling Food Consumption in America", consultado el 28 de noviembre de 2012. http://www.usda.gov/factbook/chapter2.pdf.

Yilmaz, Y., "Fructose in Non-Alcoholic Fatty Liver Disease" (artículo de revisión), *Alimentary Pharmacology and Therapeutics*, vol. 35, 2012, pp. 1135-44.

CAPÍTULO 4: EL AZÚCAR TAMPOCO ES MUY DULCE CON LA PIEL

Basta, G., "Receptor for Advanced Glycation End-Products and Atherosclerosis: From Basic Mechanisms to Clinical Implications", *Atherosclerosis*, vol. 196, 2008, pp. 9-21.

Berra, B. y A. M. Rizzo, "Glycemic Index, Glycemic Load: New Evidence for a Link with Acne", *Journal of the American College of Nutrition*, vol. 28, núm. 4, 2009, pp. 450S-454S.

Bowe, W. P., S. S. Joshi y A. R. Shalita, "Diet and Acne", *Journal of American Academy of Dermatology*, vol. 63, núm.1, 2010, pp. 123-141.

Corstjens J., D. Dicanio, N. Muizzuddin *et al.*, "Glycation associated skin autofluorescence and skin elasticity are related to chronological age and body mass index of healthy subjects", *Experimental Gerontology*, vol. 43, 2008, pp. 663-667.

Danby, F. W., "Nutrition and Aging Skin: Sugar and Glycation", *Clinical Dermatology*, vol. 28, 2010, pp. 409-411.

Gkogkolou, P. y M. Böhm, "Advanced Glycation End Products: Key Players in Skin Aging?", *Dermato-Endocrinology*, vol. 4, núm. 3, 2012, pp. 259-270.

Jeanmarie, C., L. Danoux y G. Pauly. "Glycation during human dermal intrinsic and actinic ageing: an in vivo and in vitro model study", *British Journal of Dermatology*, vol. 145, 2001, pp. 10-18.

Noordam, R., D. A. Gunn, C. C. Tomlin *et al.*, "High Serum Glucose Levels Are Associated with a Higher Perceived Age", *Age: Journal of the American Aging Association*, vol. 35, no.1, 2011, pp. 189-195.

O'Brien J. y P. A. Morrisey, "Nutritional and toxicological aspects of the Maillard Browning reaction in foods", *Critical Reviews in Food Science and Nutrition*, vol. 28, 1989, pp. 211-248.

Ohshima, H., M. Oyobikawa, A. Tada *et al.*, "Melanin and facial skin fluorescence as markers of yellowish discoloration with aging", *Skin Research and Technology*, vol. 15, 2009, pp. 496-502.

Semba, R. D., E. J. Nicklett y L. Ferrucci, "Does Accumulation of Advanced Glycation End Products Contribute to the Aging Phenotype?", *Journals of Gerontology, Series A: Biological and Medical Sciences*, vol. 65A, núm. 9, 2010, pp. 963-975.

Ubach E. y J. W. Lentz, "Carbohydrate metabolism and skin", *Archives of Dermatology and Syphilogy*, vol. 52, 1945, pp. 301-316.

Ulrich, P. y A. Cerami, "Protein Glycation, Diabetes, and Aging", *Recent Progress in Hormone Research*, vol. 56, 2001, pp. 1-21.

Yamauchi M., P. Prisayanh, Z. Haque *et al.*, "Collagen cross-linking in sun-exposed and unexposed sites of aged human skin", *Journal of Investigative Dermatology*, vol. 97, 1991, pp. 938-941.

CAPÍTULO 5: QUÉ COMER

Albert, C. M., C. H. Hennekens, C. J. O'Donnell *et al.*, "Fish Consumption and Risk of Sudden Cardiac Death", *Journal of the American Medical Association*, vol. 279, núm. 1, 1998, pp. 23-28.

Allard, J. S., J. A. Baur, K. G. Becker *et al.*, "Resveratrol Improves Health and Survival of Mice on a High-Calorie Diet", *Nature*, vol. 444, núm. 7117, 2006, pp. 337-342.

Assuncao, M. L., H. S. Ferreira, A. F. Dos Santos *et al.*, "Effects of Dietary Coconut Oil on the Biochemical and Anthropometric Profiles of Women Presenting Abdominal Obesity", *Lipids*, vol. 44, núm. 7, 2009, pp. 593-601.

Barger, J. L., T. Kayo, J. M. Vann *et al.*, "A Low Dose of Dietary Resveratrol Partially Mimics Caloric Restriction and Retards Aging Parameters in Mice", *PLOS ONE* 3, núm. 6, 2008, pp. e2264. doi: 10.1371/journal.pone.0002264.

Carter, P., L. J. Gray, J. Troughton *et al.*, "Fruit and Vegetable Intake and Incidence of Type 2 Diabetes Mellitus: Systematic Review and Meta-Analysis", *British Medical Journal*, vol. 341, 2010, pp. c4229.

Chai, S. C., S. Hooshmand, R. L. Saadat *et al.*, "Daily Apple Versus Dried Plum: Impact on Cardiovascular Disease Risk Factors in Postmenopausal Women", *Journal of the Academy of Nutrition and Dietetics*, vol. 112, núm. 8, 2012, pp. 1158-1168.

Conceição de Oliveira, M., R. Sichieri, y A. Sanchez Moura, "Weight Loss Associated with a Daily Intake of Three Apples or Three Pears Among Overweight Women", *Nutrition*, vol. 19, núm. 3, 2003, pp. 253-256.

Dearlove, R. P., P. Greenspan, D. K. Hartie *et al.*, "Inhibition of Protein Glycation by Extracts of Culinary Herbs and Spices", *Journal of Medicinal Food*, vol. 11, núm. 2, 2008, pp. 275-281.

Fujioka, K., F. Greenway, J. Sheard et al., "The Effects of Grapefruit on Weight and Insulin Resistance: Relationship to the Metabolic Syndrome", Journal of Medicinal Food, vol. 9, núm. 1, 2006, pp. 49-54.

Golomb, B. A., S. Koperski y H. L. White. "Association Between More Frequent Chocolate Consumption and Lower Body Mass Index", Archives of Internal Medicine, vol. 172, núm. 6, 2012, pp. 519-521.

Herder, C., "Tea Consumption and Incidence of Type 2 Diabetes in Europe: The Epic-Interact Case-Cohort Study", PLOS ONE, vol. 7, núm. 5, 2012, pp. e36910.

Josic, J., A. T. Olsson, J. Wickeberg et al., "Does Green Tea Affect Postprandial Glucose, Insulin and Satiety in Healthy Subjects: A Randomized Controlled Trial", Nutrition Journal, vol. 9, 2010, pp. 63.

Kendall, C. W., A. R. Josse, A. Esfahani et al., "The Impact of Pistachio Intake Alone or in Combination with High-Carbohydrate Foods on Post-Prandial Glycemia", European Journal of Clinical Nutrition, vol. 65, núm. 6, 2011, pp. 696-702.

Khan, A., M. Safdar, M. M. A. Khan et al., "Cinnamon Improves Glucose and Lipids of People with Type 2 Diabetes", Diabetes Care, vol. 26, núm. 12, 2003, pp. 3215-18.

Nagao, T., Y. Komine, S. Soga et al., "Ingestion of a Tea Rich in Catechins Leads to a Reduction in Body Fat and Malondialdehyde-Modified LDL in Men", American Journal of Clinical Nutrition, vol. 81, núm. 1, 2005, pp. 122-129.

Norris, L. E., A. L. Collene, M. L. Asp et al., "Comparison of Dietary Conjugated Linoleic Acid with Safflower Oil on Body Composition in Obese Postmenopausal Women with Type 2 Diabetes Mellitus", American Journal of Clinical Nutrition, vol. 90, núm. 3, 2009, pp. 468-476.

Rasmussen, B. M., B. Vessby, M. Uusitupa et al., "Effects of Dietary Saturated, Monounsaturated, and N-3 Fatty Acids on Blood Pressure in Healthy Subjects", American Journal of Clinical Nutrition, vol. 83, núm. 2, 2005, pp. 221-226.

Rosell, M., N. N. Hakansson y A. Wolk, "Association Between Dairy Food Consumption and Weight Change Over 9 Y in 19,352 Perimenopausal Women", American Journal of Clinical Nutrition, vol. 84, núm. 6, 2006, pp. 1481-1488.

Roussel, R., L. Fezeu, N. Bouby et al., "Low Water Intake and Risk for New-Onset Hyperglycemia", Diabetes Care, vol. 34, núm. 12, 2011, pp. 2551-2554.

ScienceDaily, "Buckwheat May Be Beneficial for Managing Diabetes", ScienceDaily. Sociedad Estadunidense de Química, 2003. Consultado el 5 de diciembre de 2011. http://www.sciencedaily.com/releases/2003/11/031118072746.htm#.

Shai, I., D. Schwarzfuchs, Y. Henkin et al., "Weight Loss with a Low-Carbohydrate, Mediterranean, or Low-Fat Diet", New England Journal of Medicine, vol. 359, núm. 3, 2008, pp. 229-241.

Steinmetz, K. A. y J. D. Potter, "Vegetables, Fruit, and Cancer Prevention: A Review", Journal of the American Dietetic Association, vol. 96, núm. 10, 1996, pp. 1027-1039.

Turner, N., K. Hariharan, J. TidAng et al., "Enhancement of Muscle Mitochondrial Oxidative Capacity and Alterations in Insulin Action Are Lipid Species Dependent", Diabetes, vol. 58, núm. 11, 2009, pp. 2547-2554.

Wedick, N. M., A. Pan, A. Cassidy et al., "Dietary Flavonoid Intakes and Risk of Type 2 Diabetes in US Men and Women", American Journal of Clinical Nutrition, vol. 95, núm. 4, 2012, pp. 925-933.

Zomer, E., A. Owen, D. J. Magliano *et al.*, "The Effectiveness and Cost Effectiveness of Dark Chocolate Consumption As Prevention Therapy in People at High Risk of Cardiovascular Disease: Best Case Scenario Analysis Using a Markov Model", *British Medical Journal*, 2012, pp. 344.

Capítulo 6: Qué no comer

Duffey, K. J., L. M. Steffen, L. Van Horn *et al.*, "Dietary Patterns Matter: Diet Beverages and Cardiometabolic Risks in the Longitudinal Coronary Artery Risk Development in Young Adults (CARDIA) Study", *American Journal of Clinical Nutrition*, vol. 95, núm. 4, 2012, pp. 909-915.
Hu, E. A., A. Pan, V. Malik *et al.*, "White Rice Consumption and Risk of Type 2 Diabetes: Meta-Analysis and Systematic Review", *British Medical Journal*, vol. 344, 2012, e1454.
Nettleton, J. A., P. L. Lutsey, Y. Wang *et al.*, "Diet Soda Intake and Risk of Incident Metabolic Syndrome and Type 2 Diabetes in the Multi-Ethnic Study of Atherosclerosis (MESA)", *Diabetes Care*, vol. 32, núm. 4, 2009, pp. 688-694.

Capítulo 7: Cómo comer

Mekary, R. A., E. Giovannucci, W. C. Willett *et al.*, "Eating Patterns and Type 2 Diabetes Risk in Men: Breakfast Omission, Eating Frequency, and Snacking", *American Journal of Clinical Nutrition*, 2012, doi:10.3945/ajcn.111.028209.
Ostman, E., Y. Granfeldt, L. Persson *et al.*, "Vinegar Supplementation Lowers Glucose and Insulin Responses and Increases Satiety After a Bread Meal in Healthy Subjects", *European Journal of Clinical Nutrition*, vol. 59, núm. 9, 2005, pp. 983-988.

Capítulo 9: Desintoxica tu piel

Babizhayev, M. A., A. I. Deyev, E. L. Savel'yeva *et al.*, "Skin Beautification with Oral Non-Hydrolized Versions of Carnosine and Carcinine: Effective Therapeutic Management and Cosmetic Skincare Solutions Against Oxidative Glycation and Free-Radical Production As a Causal Mechanism of Diabetic Complications and Skin Aging", *Journal of Dermatological Treatment*, vol. 5, 2011, pp. 345-384.
Beitner J., "Randomized, placebo-controlled, double blind study on the clinical efficacy of a cream containing 5% alpha-lipoic acid related to photoageing of facial skin", *British Journal of Dermatology*, vol. 149, núm. 4, 2003, pp. 841-849.
Dearlove, R. P., P. Greenspan, D. K. Hartle *et al.*, "Inhibition of Protein Glycation by Extracts of Culinary Herbs and Spices", *Journal of Medicinal Food*, vol. 11, 2008, pp. 275-281.
Draelos, Z. D., M. S. Yatskayer, M. S. Raab *et al.*, "An Evaluation of the Effect of a Topical Product Containing C-xyloside and Blueberry Extract on the Appearance of Type II Diabetic Skin", *Journal of Cosmetic Dermatology*, vol. 8, 2009, pp. 147-151.
Farris P. K. "Innovative Cosmeceuticals: Sirtuin Activators and Anti-glycation Compounds", *Seminars in Cutaneous Medicine and Surgery*, vol. 30, 2011, pp. 163-166.

Heng, M. C., "Curcumin Targeted Signaling Pathways: Basis for Anti-Photoaging And Anti-Carcinogenic Therapy", *International Journal of Dermatology*, vol. 49, 2010, pp. 608-622.

Peng, X., J. Ma, F. Chen *et al.*, "Naturally Occurring Inhibitors Against the Formation of Advanced Glycation End-Products", *Food & Function*, vol. 2, 2001, pp. 289-301.

Rout, S. R. Banerjee, "Free Radical Scavenging, anti-glycation and tyrosinase inhibition properties of a polysaccharide fraction isolated from the rind of Punica granatum", *Bioresource Technology*, vol. 98, núm. 16, 2007, pp. 3159-3163.

Sang, S. X., Shao, N. Bai, C. Y. Lo *et al.*, "Tea Polyphenol (-)-epigallocatechin-3-gallate: A New Trapping agent of Reactive Dicarbonyl Species", *Chemical Research in Toxicology*, vol. 12, 2007, pp. 1862-1870.

Senevirathne, M. y S. K. Kim, "Brown Algae. Derived Compounds as Potential Cosmeceuticals", en *Marine Based Cosmeceuticals: Trends and Prospects*, Boca Raton, CRC Press, Taylor & Francis Group, 2012, pp. 179-189.

Yuan, J. P., J. Peng, K. Yin *et al.*, "Potential Health-Promoting Effects of Astaxanthin: A High-Value Carotenoid Mostly from Microalgae", *Molecular Nutrition & Food Research*, vol. 55, 2001, pp. 150-165.

Capítulo 10: La relación entre el azúcar y el ejercicio

Jensen, J., P. I. Rustad, A. J. Kolnes *et al.*, "The Role of Skeletal Muscle Glycogen Breakdown for Regulation of Insulin Sensitivity by Exercise", *Frontiers in Physiology*, 2011, pp. 2.

Little, J. P., J. B. Gillen, M. E. Percival *et al.*, "Low-Volume High-Intensity Interval Training Reduces Hyperglycemia and Increases Muscle Mitochondrial Capacity in Patients with Type 2 Diabetes", *Journal of Applied Physiology*, vol. 111, 2001, pp. 1554-1560.

Teixeira-Lemos, E., S. Nunes, F. Teixeira *et al.*, "Regular Physical Exercise Training Assists in Preventing Type 2 Diabetes Development: Focus on Its Antioxidant and AntiInflammatory Properties", *Cardiovascular Diabetology*, vol. 10, 2001, pp. 12-27.

Van Dijk, J. W., R. J. Manders, K. Tummers *et al.*, "Both Resistance and Endurance Type-Exercise Reduce the Prevalence of Hyperglycaemia in Individuals with Impaired Glucose Tolerance and in Insulin-Treated and Non-Insulin Treated Type 2 Diabetic Patients", *Diabetologia*, vol. 55, núm. 5, 2012, pp. 1273-1282.

Índice de recetas

Índice analítico

301

DISCARD

Esta obra se imprimió y encuadernó
en el mes de enero de 2015,
en los talleres de Limpergraf S.L.,
que se localizan en la
calle Mogoda, nº 29-31,
Polígono Industrial Can Salvatella,
08210, Barberà del Vallès (España)